大字版3D圖解

淋巴伸展操 打造易瘦體質

加藤雅俊／著

三悅文化

前言

世間女性無不希望能夠常保青春美麗。由於十幾二十歲的年輕女性較為頻繁地活動身體，同時新陳代謝也較為活躍，因此得以維持窈窕纖細的身段，以及光澤亮麗的肌膚。

但是在進入二十歲後半段時，女性往往會因為忙碌於工作與家事，進而導致使用於運動的時間隨之減少，於此同時，新陳代謝也隨著年齡漸長而日益趨緩。不僅如此，生活當中不規律的情形增加，也會讓身體的代謝功能衰退、燃脂效率劣化，乃至於轉變為易胖體質等。如果再繼續維持與年輕時相同的飲食量，則原本窈窕纖細的身段將會跟著土崩瓦解，就連肌膚也容易變得粗糙不已。

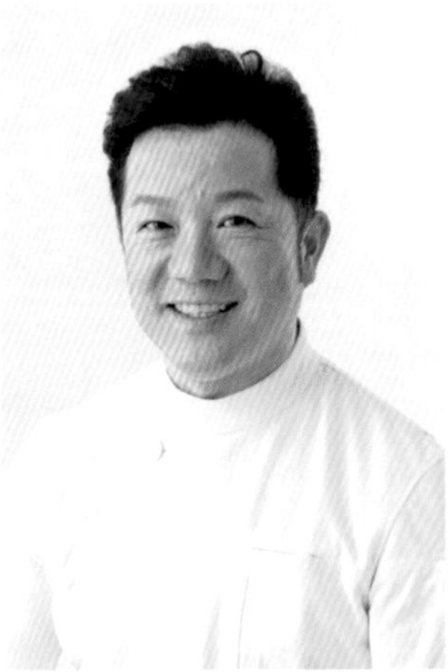

「想要永保青春」——本書介紹的淋巴伸展操與淋巴按摩是幫助實現上述女性願望的最佳方法。淋巴伸展操與淋巴按摩能夠促進淋巴流動，同時提高身體代謝功能（特別是活動代謝），因此得以排除多餘的老廢物質，同時幫助燃脂。也就是說，當事人將因此獲得相當優異的減重效果，並打造出健康而緊實的良好身材。

有關於本書介紹的淋巴伸展操與淋巴按摩為何有效，我將根據自身的醫學知識，在本書後半向各位獨家解說其原理。此外我也將解說淋巴的構造與其功用、以內在肌為中心之肌肉的組成與職責、人體的基礎代謝與活動代謝等部分，希望各位能夠先行於實際進行淋巴伸展操與淋巴按摩前過目。如此一來相信就能夠讓進行淋巴伸展操與淋巴按摩的過程變得更為輕鬆愉快。

本書當中介紹了我實際於沙龍提供給顧客，能夠發揮最佳效果的淋巴伸展操與淋巴按摩。希望各位務必活用書中所學，藉此常保美麗而健康的身心靈。如此一來相信就可以親身體驗「身體自然而然地變窈窕，同時也變漂亮了！」的喜悅之情，進而讓每天都過得健康而愉悅。

加藤 雅俊

使用本書的方法

首先請看到第十二頁～第十五頁所載的自我確認表，藉此掌握自己當下的身心狀態，以及適合自己的淋巴伸展操與淋巴按摩。此外只要能確實理解淋巴與肌肉的構造、功用，以及正確攝取飲食的方法，就能夠獲得更進一步的減重效果，因此各位也應踏實確認第四章至第六章的內容。

chapter 1

透過自我確認表掌握適合自己當下狀態的淋巴伸展操與淋巴按摩。此外也要同時確認伸展操與按摩的基本技巧！

↓

chapter 2・3

根據當事人的身體狀態與在意的身體部位，介紹最佳的淋巴伸展操與淋巴按摩。讓我們循序漸進地消除身體不適，並獲得玲瓏有緻的身體曲線吧。

↓

chapter 4・5・6

確認淋巴與肌肉的構造、功用，以及幫助打造易瘦體質的用餐訣竅！如此一來就能夠獲得更加優異的減重效果，進而掌握美麗的身體。

以立體圖講解
正在進行淋巴伸展操的肌肉

以CG立體繪圖介紹在進行淋巴伸展操時實際伸縮的肌肉，進而讓讀者確實掌握該肌肉。

對深層淋巴有效的
淋巴伸展

明確指出淋巴伸展操能夠大幅伸縮內在肌，進而對位於體內深處的「深層淋巴」產生優異效果。

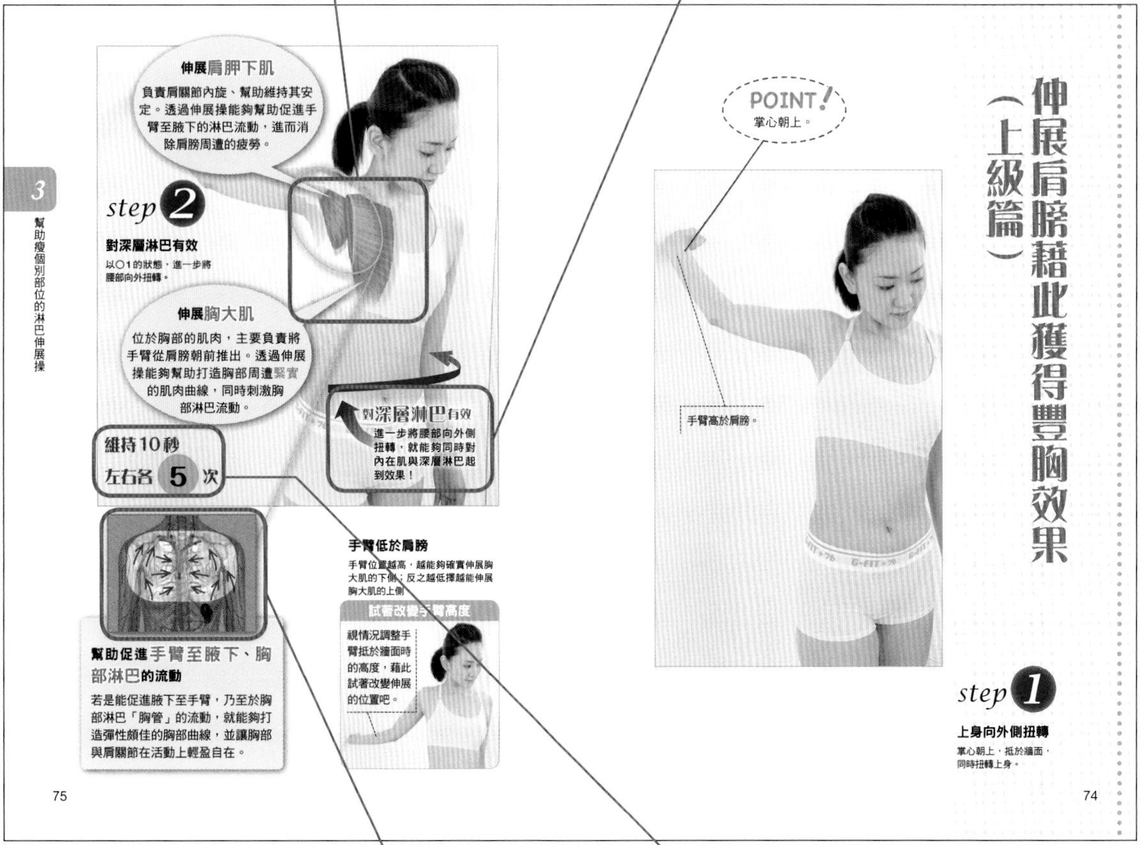

伸展肩胛下肌
負責肩關節內旋、幫助維持其安定。透過伸展操能夠幫助促進手臂至腋下的淋巴流動，進而消除肩膀周遭的疲勞。
3
幫助瘦個別部位的淋巴伸展操
step 2
對深層淋巴有效
以○1的狀態，進一步將腰部向外扭轉。
伸展胸大肌
位於胸部的肌肉，主要負責將手臂從肩膀朝前推出。透過伸展操能夠幫助打造胸部周遭緊實的肌肉曲線，同時刺激胸部淋巴流動。
維持10秒
左右各5次
對深層淋巴有效
進一步將腰部向外側扭轉，就能夠同時對內在肌與深層淋巴起到效果！
幫助促進手臂至腋下、胸部淋巴的流動
若是能促進腋下至手臂，乃至於胸部淋巴「胸管」的流動，就能夠打造彈性頗佳的胸部曲線，並讓胸部與肩關節在活動上輕盈自在。
手臂低於肩膀
視情況調整手臂抵於牆面時的高度，藉此試著改變伸展的位置吧。
75
POINT!
掌心朝上。
手臂高於肩膀。
伸展肩膀藉此獲得豐胸效果（上級篇）
step 1
上身向外側扭轉
掌心朝上，抵於牆面，同時扭轉上身。
74

身體各部位的淋巴插畫

以插畫介紹身體各部位的淋巴流動途徑，進而提升進行淋巴伸展操與淋巴按摩時的效果。

清晰明瞭的次數與時間

明確指出建議次數，進而消弭「該做幾次才好？」、「該重複多少組才好？」等疑問。

大字版3D圖解 淋巴伸展操 打造易瘦體質

～CONTENTS～

第10頁

Chapter 1 掌握自己的身心狀態！

第26頁

Chapter2 幫助改善身體不適！淋巴伸展操與淋巴按摩

第62頁

Chapter3 幫助瘦個別部位的淋巴伸展操

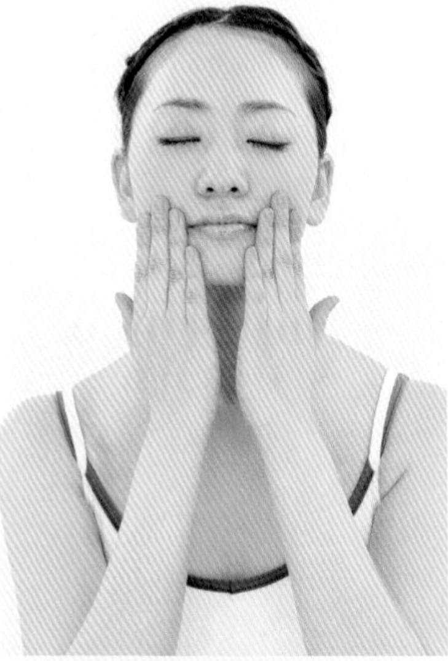
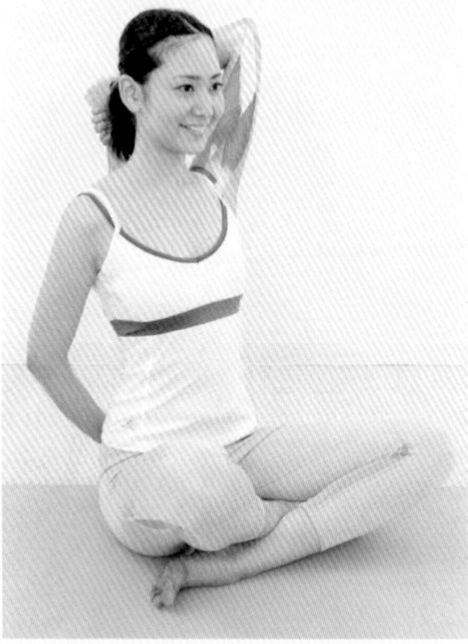
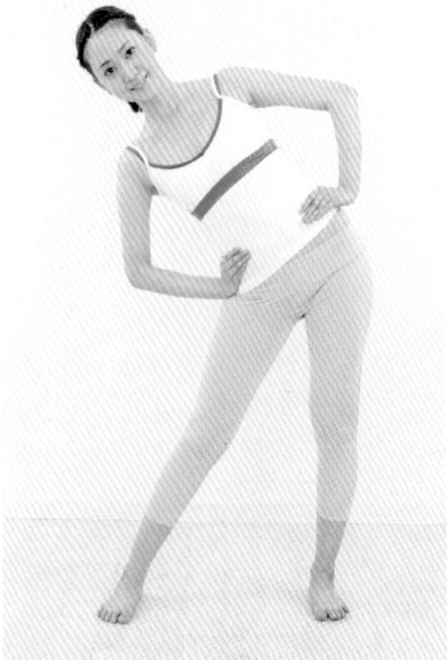

第104頁 Chapter4 淋巴伸展操與減重

第124頁 Chapter5 肌肉的構造與淋巴伸展操

第140頁

Chapter6 幫助打造易瘦體質的飲食習慣

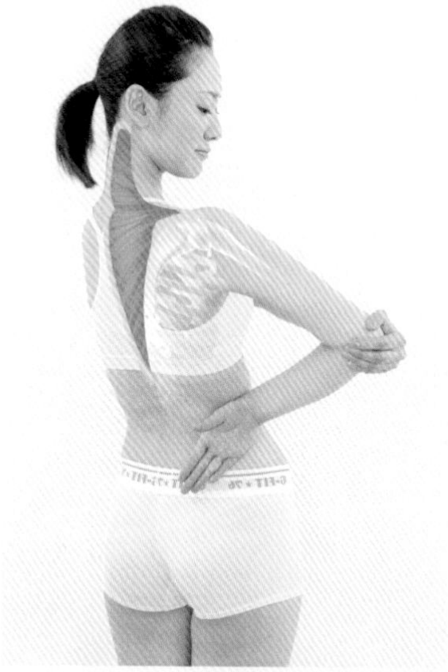

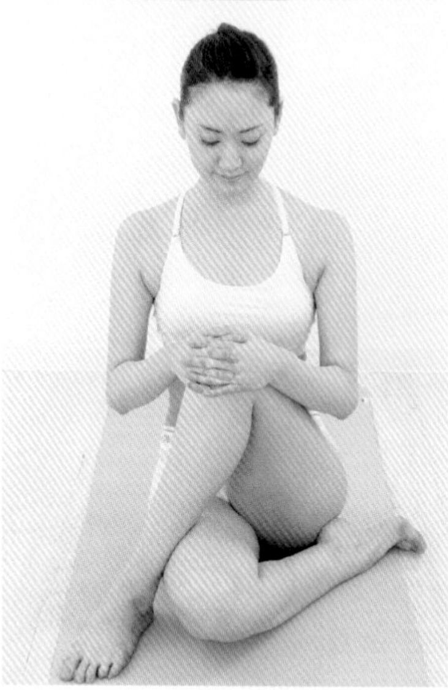

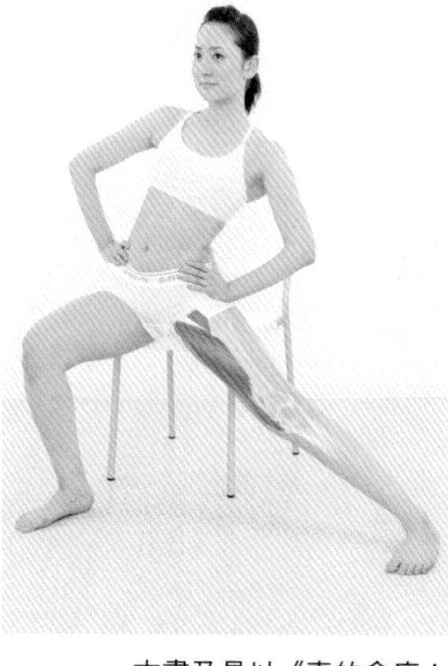

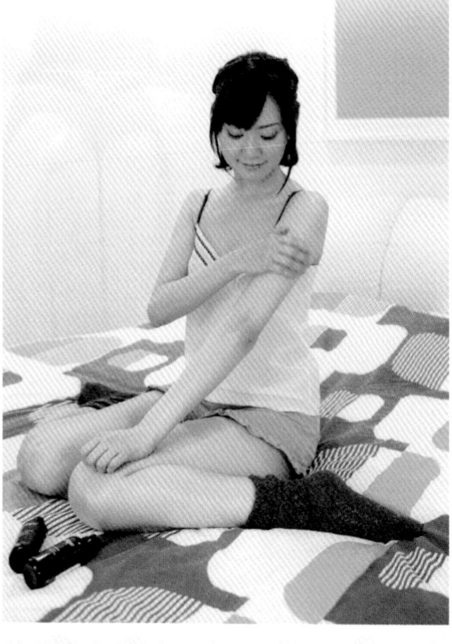

本書乃是以《真的會瘦！淋巴伸展減重法》（ホントにやせる！リンパストレッチ・ダイエット）為基礎，予以增訂再編輯而成。

chapter 1

掌握自己的身心狀態！

為了變得纖細而美麗，
同時獲得健康的身心，
預先掌握自己的身心狀態可謂相當重要。
讓我們確實掌握自己當下的身心狀態，
藉此找出適合自己進行的項目吧。

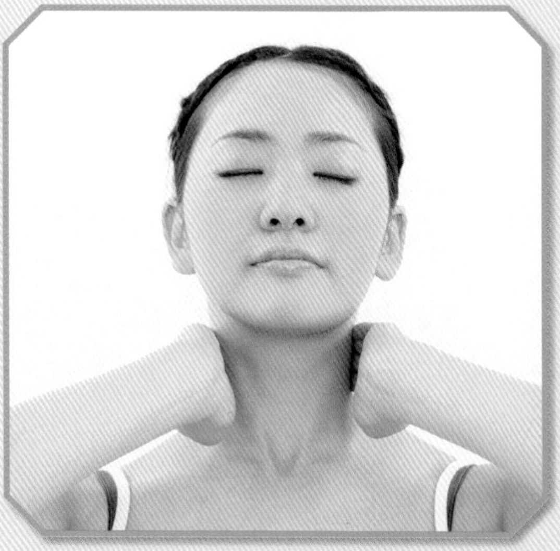

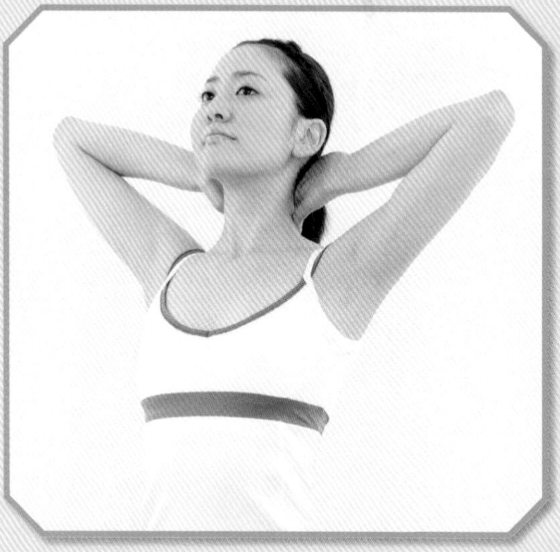

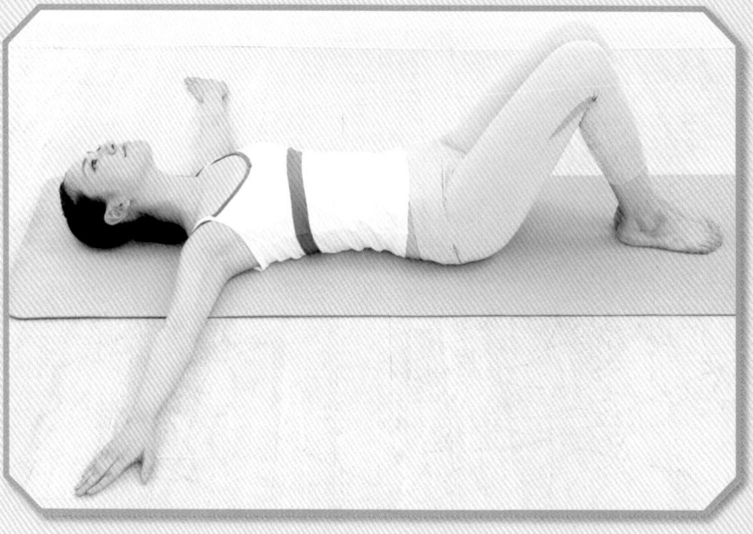

確認自己的身心狀態吧

以下我將根據煩惱的類別，介紹各位最新的淋巴伸展操與淋巴按摩，藉此實現女性想要維持身心健康，並常保美麗的願望！首先來確認以下四個項目，進而找出最適合自己的組合吧！

A 關於養顏美容與身體曲線

- ☐ 即便勤加保養肌膚，仍是持續出現肌膚問題
- ☐ 臉部曲線圓潤，有雙下巴的徵兆
- ☐ 抗拒穿著會露出上臂的服飾
- ☐ 漸漸穿不下去年購入的裙子
- ☐ 下腹特別凸出
- ☐ 臀部曲線開始連年下垂
- ☐ 大腿的橘皮組織遲遲不消
- ☐ 腿部會在傍晚水腫，以致感覺鞋子變緊

點

B 關於體內環境

- ☐ 手腳整年偏冷
- ☐ 早上起床令人感到痛苦，缺乏精神
- ☐ 最近常感到身體沉重、倦怠
- ☐ 淺眠，有時會在半夜醒來
- ☐ 臉部與身體比過去容易水腫
- ☐ 排便不暢，容易便秘
- ☐ 經期不順，容易生理痛
- ☐ 脖頸、背部緊繃，或有肩膀痠痛

點

為了獲得美麗的身體，首先必須掌握自己的身體狀態！

C 關於生活型態

- □ 不太喜歡運動
- □ 飲食量不變，卻變得容易發胖
- □ 每天都要吃甜點
- □ 消化速度較慢，有時會有胃脹氣的情形
- □ 假日常常在家裡度過
- □ 飲食不規律，晚餐時間較晚
- □ 比起走樓梯，更常以電扶梯上下樓
- □ 平均睡眠時間低於五小時

點

D 關於心理狀態

- □ 有時起床後會不想離開棉被
- □ 發現自己常常會感到焦躁不已
- □ 覺得缺乏幹勁，且無法保持專注
- □ 有時會因為不安或緊張而難以入眠
- □ 最近常常嘆氣
- □ 缺乏食慾、食慾異常
- □ 因為雞毛蒜皮大的小事而坐立不安
- □ 最近笑容變少了

點

翻到下一頁確認結果吧！
同時也會開始介紹幫助消除各位煩惱的淋巴伸展操與淋巴按摩。

確認結果！——建議的淋巴伸展操與淋巴按摩

在圖表裡
標上自己的分數吧

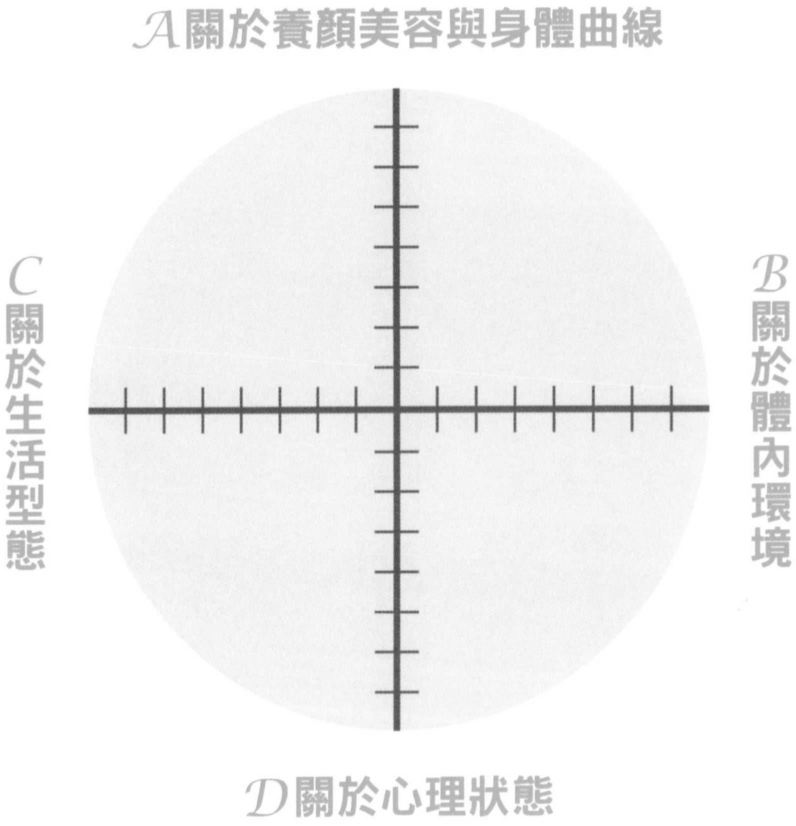

自我確認的結果如何呢？在下一頁，我將逐步介紹建議用來改善各種令人在意之症狀的淋巴伸展操與淋巴按摩。希望各位可以藉此消除各個項目當中的煩惱，打造出內外兼具的美麗身體。除此之外，為了維持美麗的外在，身心平衡也是不可或缺的條件。請各位以書中建議的淋巴伸展操與淋巴按摩為基礎，在觀察其效果的同時，也配合改善自己的心理狀態與飲食型態。

B 在「體內環境」方面有較多煩惱者

當淋巴流動滯塞，身體就容易在日常生活當中出現不適，也可能因此罹病。有鑑於此，希望各位可以在身體出現不適之前，按部就班地整頓體內環境。讓我們透過在早起後，乃至於工作、家事的零碎時間，抑或是就寢前進行淋巴伸展操與淋巴按摩，藉此建立百病不侵的身體吧。

Chapter 2
28頁～61頁

A 在「養顏美容與身體曲線」方面有較多煩惱者

透過淋巴伸展操刺激在意的身體部位，就能夠活化淋巴流動，進而幫助排謝老廢物質與水分。此外也能給予深層淋巴刺激，藉此鍛鍊內在肌，進而提升各部位的雕塑效果！每天持之以恆，相信就能夠獲得玲瓏有緻的身體曲線。

Chapter 3
64頁～103頁

D 在「心理狀態」方面有較多煩惱者

當人體缺乏負責維持情感安定的神經傳遞物質—血清素時，就會容易感受到壓力，乃至於意志消沉。而香氛療法則擅長促進血清素分泌，進而讓當事人的心情沉澱、身心放鬆。在就寢前或是進行淋巴伸展操時配合香氛療法則可以讓效果更佳。

Chapter 1
22頁～25頁

C 在「生活型態」方面有較多煩惱者

不規律的飲食生活與缺乏運動乃是引發生活習慣病的原因所在。但是只要在每天的飲食當中配合攝取隨手可得的食材，就能夠提高維生素與礦物質的攝取量。亦即代表多費一點心思就可以預防罹病。除此之外，也會介紹不擅運動者也能持之以恆的飲食生活。

Chapter 6
142頁～151頁

淋巴伸展操的基本技巧

在進行淋巴伸展操前暖身的方法

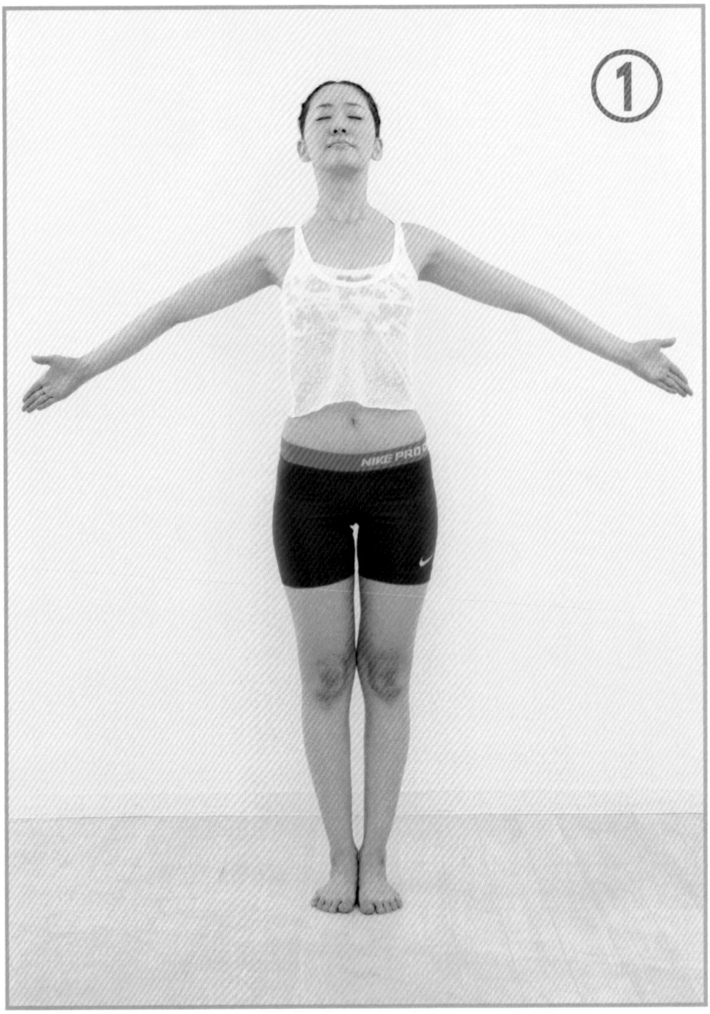

▲擴胸，張開雙臂，同時大口吸氣

淋巴伸展操的基本原則是「將肌肉伸展到極限」，為此必須先掌握暖身的方法。

首先請各位看到暖身時的姿勢。為了消除肌肉緊張，希望各位可以盡量以安定的姿勢進行暖身。坐姿或是臥姿能夠最為理想地讓肌肉放鬆。採站姿進行時，則要將雙腳張開，並在單腳站立時，配合以手扶牆，藉此維持身體安定。

接下來則是呼吸。在進行暖身時配合緩慢吐氣能夠幫助放鬆，進而提高伸展肌肉的效果。

▶雙手交叉於前方，注意到吐氣的頻率，緩慢地吐氣—「呼」。

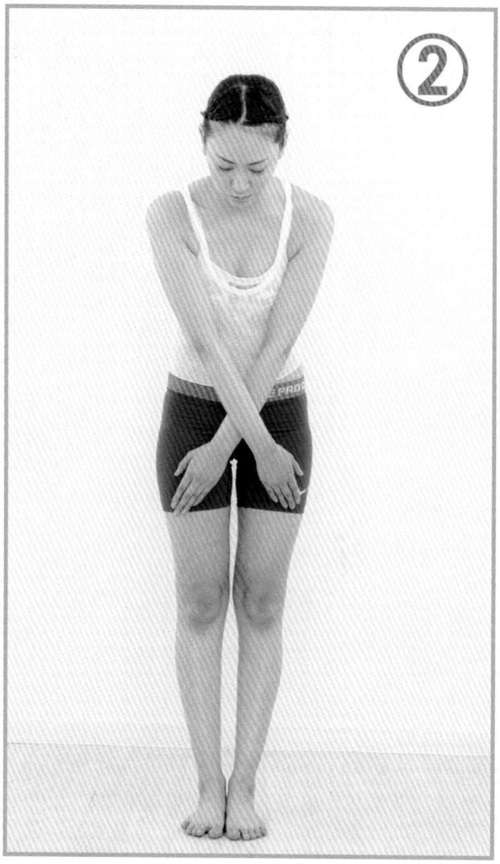

淋巴伸展操的兩個訣竅

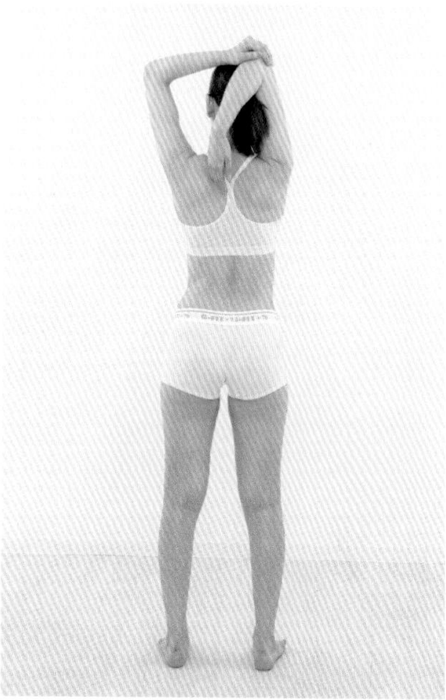

①維持伸展狀態

各位往往會認為逐步伸展肌肉的做法較佳，但事實上將肌肉伸展到感覺「緊繃」的程度，並維持該狀態十秒左右才是正確的伸展方法。

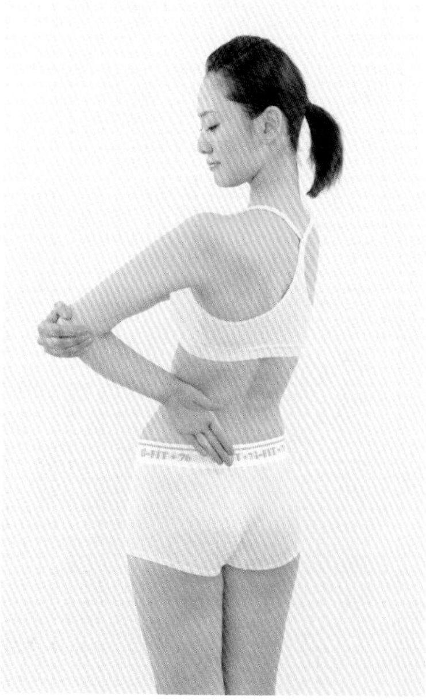

②使用槓桿原理來伸展

「槓桿原理」能夠幫助省力，因此為了有效伸展，在伸展時手掌盡可能抓握於離關節較遠處乃是重點所在。比起根部，請有意識地握持伸展部位的前端。

淋巴按摩的基本技巧

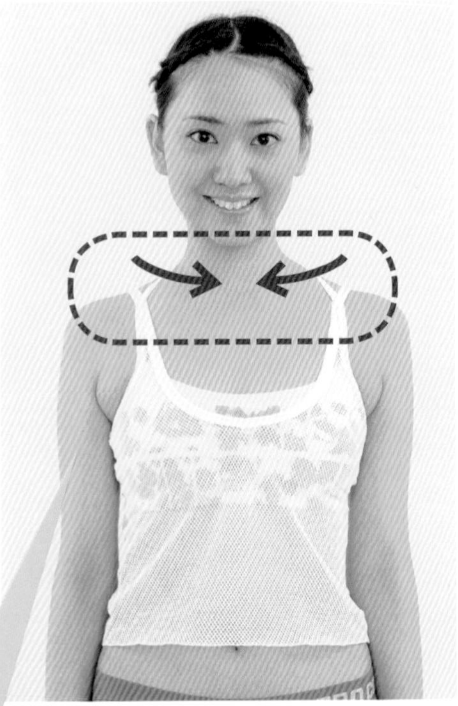

全身的淋巴液匯聚於「鎖骨淋巴」，並從該部位進入靜脈，並流往心臟。

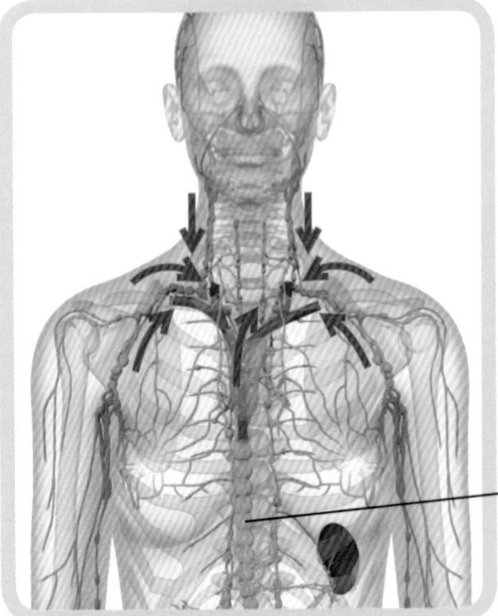

淋巴液在流經淋巴管之後，會通過淋巴結並進入位於體內深處的左淋巴總管（胸管），最後從脖頸的接合處（頸靜脈角）匯入靜脈，並流往心臟。

而淋巴按摩可以幫助活化淋巴液流動，進而改善水腫並排出多餘水分。在進行淋巴按摩時，請想像自己正將淋巴液送往心臟。

特別若是能先按摩全身淋巴的匯聚處，亦即鎖骨淋巴，就能夠加強淋巴向上吸取淋巴液的力道，進而提高按摩的效果。

在進行淋巴按摩前暖身的方法

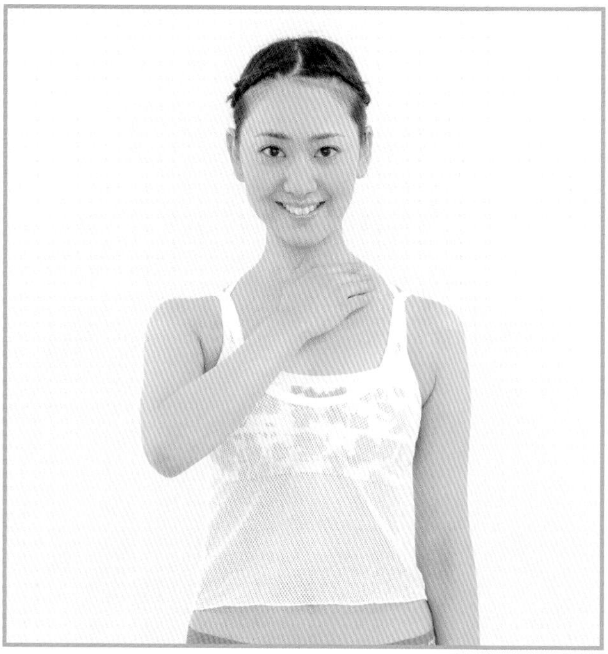

◀首先按摩「鎖骨淋巴」，來回按摩左側鎖骨溝槽五次，就像是溫和地給予摩擦。右側鎖骨亦同。

◆溫和地使用手掌與手心◆

請注意，淋巴管相當纖細，因此觸碰的力道要溫和。此時的重點在於讓手掌、手指與肌膚緊貼。讓按壓部位陷入皮膚約0.2公分乃是正確的施力方法。若是在淋巴按摩的過程當中感到疼痛可就適得其反了。

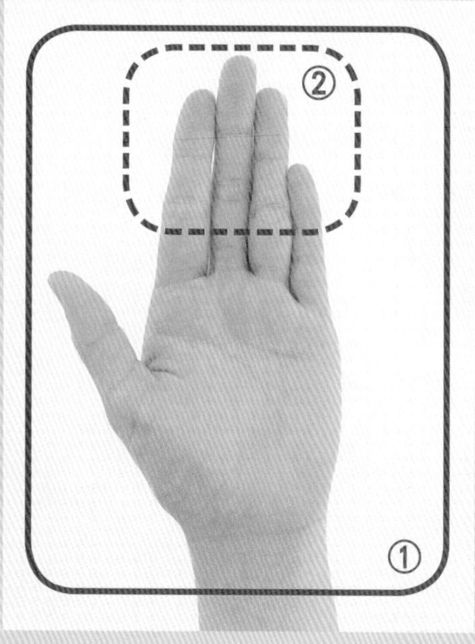

①範圍較大的部位，如腹部、大腿等

使用手掌與每根手指，畫大圓狀。胸部與小腿等立體的部位則以手部包裹摩擦，畫螺旋狀。

②範圍較小的部位，如臉部、頸部、鎖骨等

按摩時，兩指至四指併攏，呈畫小圓狀也頗為有效。

淋巴伸展操與淋巴按摩的五個重點

以下介紹我希望各位在開始前牢記在心的重點。讓我們踏實地確認下列的幾個重點，藉此更加有效率地進行淋巴伸展操與淋巴按摩吧。

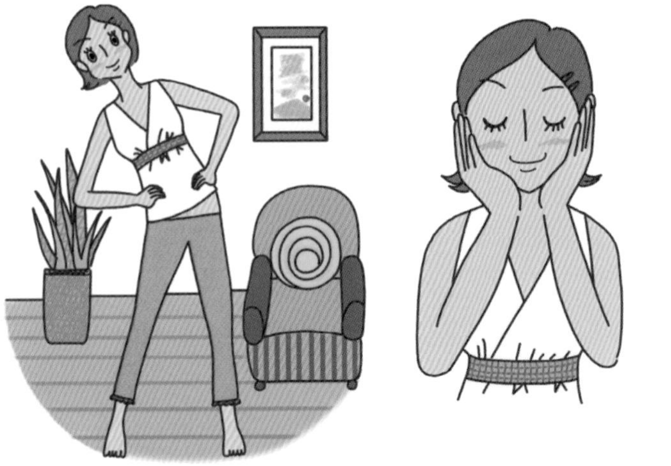

①緩慢地伸展並給予摩擦

透過淋巴伸展操與淋巴按摩緩慢地伸展肌肉，就能夠令掌管身體放鬆的副交感神經處於優勢地位，進而維持心情沉靜。但是過於用力則可能會造成肌肉拉傷，以致適得其反。因此在進行上以感到舒適的拉伸感為宜。

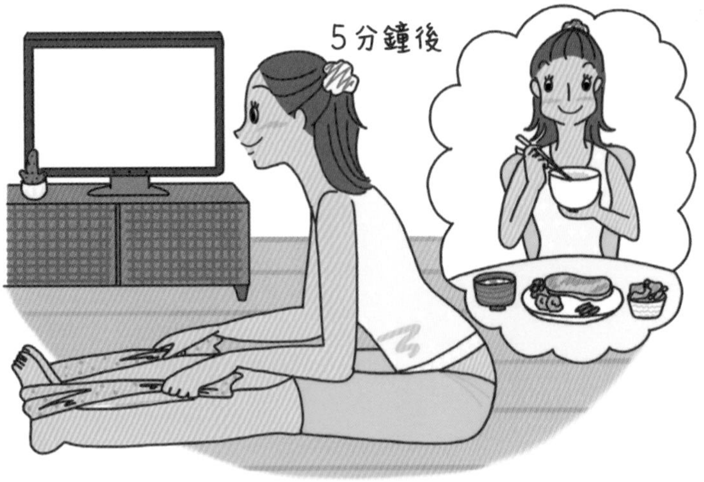

②避免在用餐後馬上進行

在用餐後為了消化食物，體內血液會集中於胃部，此時若是馬上運動，則會導致原本必須流往胃部的血液改流往肌肉，因此容易造成消化不良。建議在用餐後休息一小時以上，再開始進行淋巴伸展操與淋巴按摩。

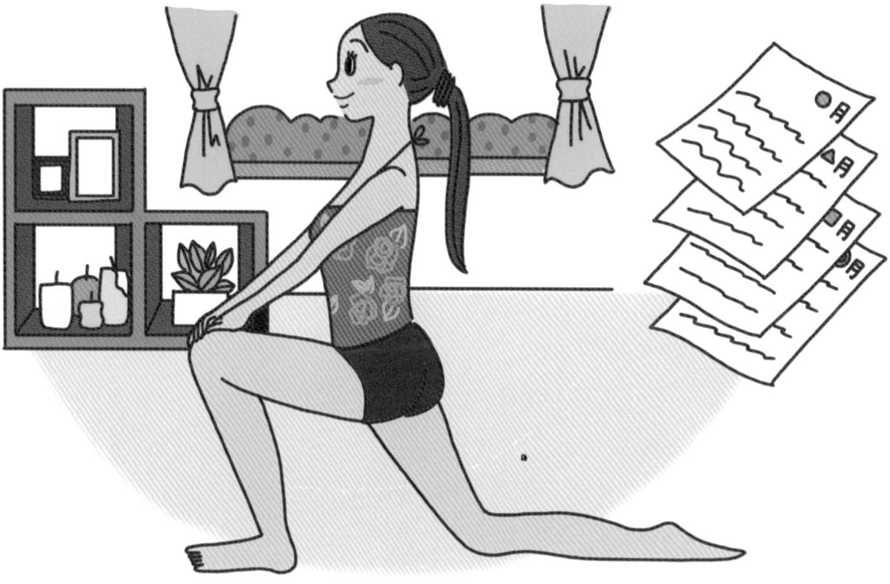

③以自己的步調持之以恆

為了毫不勉強地持之以恆，確認自己的體力與需要保養的部位，同時以自己的步調進行乃是重點所在。而雖說每個人進行淋巴伸展操與淋巴按摩的效果都有所不同，但是每天持之以恆仍能夠令關節活動與肌肉活動變得順暢。

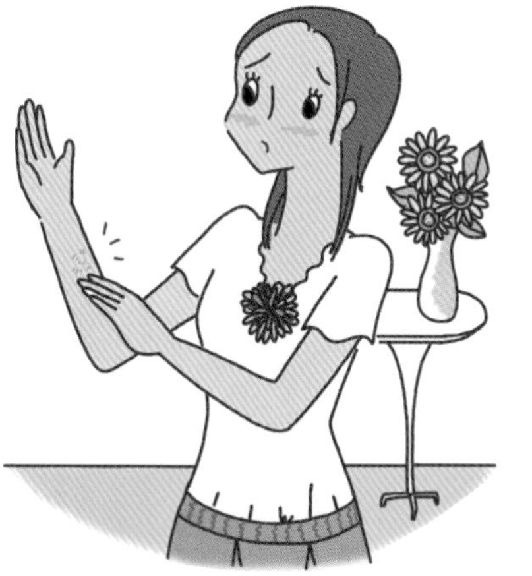

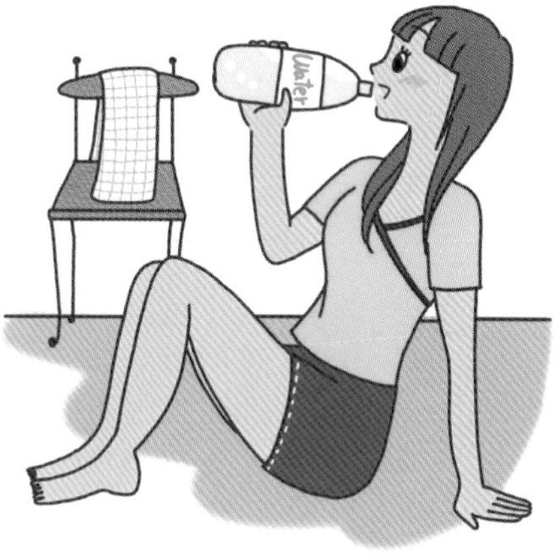

④確實補充水分

在進行伸展與按摩之後攝取水分，則可以幫助排汗與排尿，進而幫助排泄體內毒素與老廢物質。但是冷水會導致胃部分泌多餘胃酸，可能因此引發胃炎，因此建議飲用溫開水。

⑤避開傷口與濕疹部位

當皮膚有傷口或是濕疹時，則需避免碰觸患部，乃至於避免進行伸展操與按摩。若是在細菌侵入體內的狀態下進行按摩，則可能導致細菌擴散，進而造成淋巴發熱、症狀惡化。

適用於各種症狀的香氛療法，透過香氛效果起到輔助作用吧

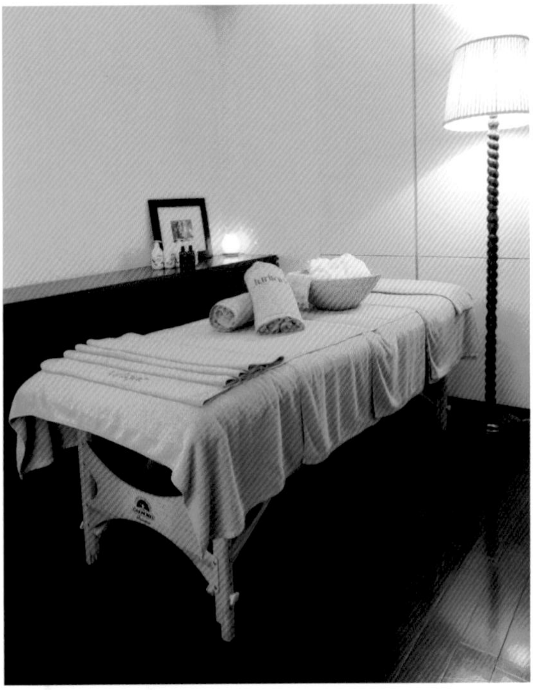

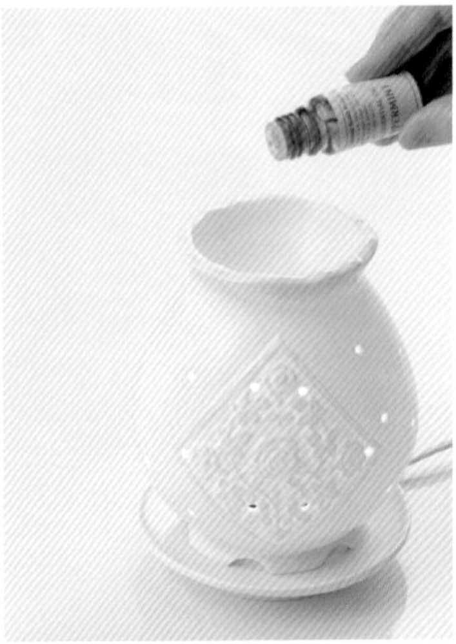

本書所介紹之精油皆為純精油（Essential Oil），並非合成精油（Aromatherapy oil，包含以人工香料製成的香精油等）。此外此處介紹的香氛療法接使用有薰香燈等薰香器具，同時介紹各種香氛的效果。除此之外，香氛療法的效果因人而異，同時對實行芳香療法時所產生之一切問題，恕本書概不負責。

香氛療法已經變得相當普遍，並在近年來有了頗大改變。由於學界透過研究進一步掌握香氛療法的醫學效果，因此已經可以根據患者的症狀，透過不同的香氛來幫助改善其身體狀態，讓香氛療法的效果不再只是「幫助身體放鬆」。

精油所含的香氛成分能夠透過鼻腔船導致腦部，進而作用於人類的「本能」，幫助改善傳統西醫束手無策的自律神經，因此我感覺香氛療法在今後的醫療領域上仍大有可為。

讓我們在進行淋巴伸展操與淋巴按摩時配合使用香氛療法，藉此度過一段效果更佳的放鬆時光吧。

想要沉澱心情時

羅馬洋甘菊

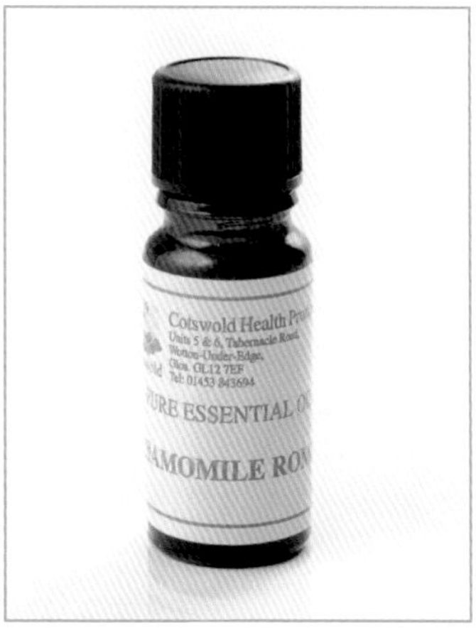

帶有青蘋果的甜香，英文「CHAMOMILE」乃是由古希臘「Kamai melon」（大地的蘋果）衍生而來。當中富含歐白芷酯，因此具備高度的鎮靜效果，能夠幫助抑制神經興奮。

玫瑰木

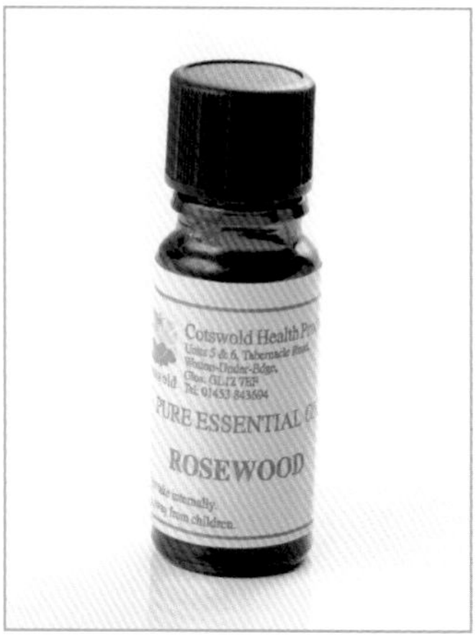

帶有甘甜的木質調香氣，高達九成的成分皆為芳香醇，因此具備非常優異的鎮靜效果，是情緒焦躁、亢奮時的最佳選擇。此外對於精神壓力所導致的頭痛也能夠發揮優異作用。

想要舒緩讀書與工作的疲憊時

檸檬草

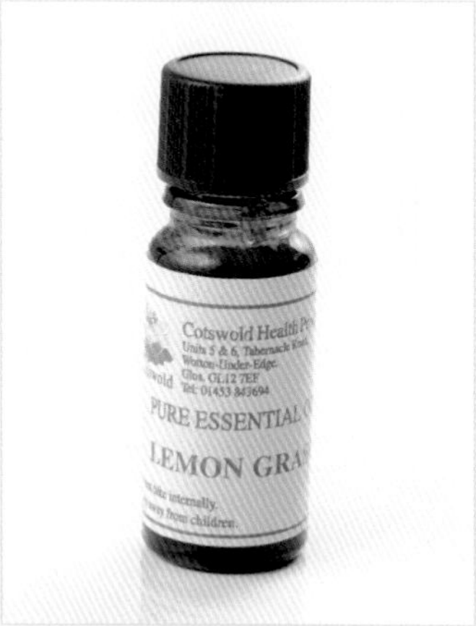

帶有與檸檬類似的柑橘調香氣，檸檬醛等成分能夠幫助讓疲憊的心靈重拾活力，並舒緩不安與憂慮。若是能夠於讀書的休息時間，或是從事需長時間站立的工作之後使用檸檬草精油，就能夠獲得優異的舒緩效果。此外也具有除臭效果，能夠幫助消除於室內飼養寵物、抽菸所造成的氣味。

柑橘

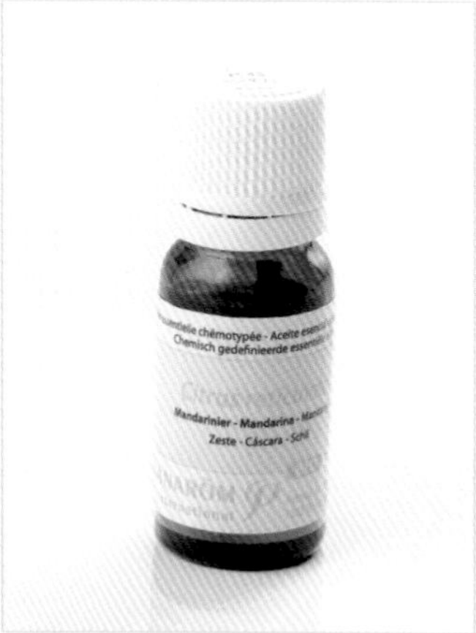

帶有清爽的柑橘調香氣，當中含有檸檬烯與萜品烯，具有優異的交感神經鎮靜作用。由於能夠舒緩神經亢奮，因此建議在因為開車而感到疲勞，希望轉換心情時使用這款精油。此外其效果溫和，因此幼兒與高齡者也能夠放心使用。

幫助酣然入睡

乳香

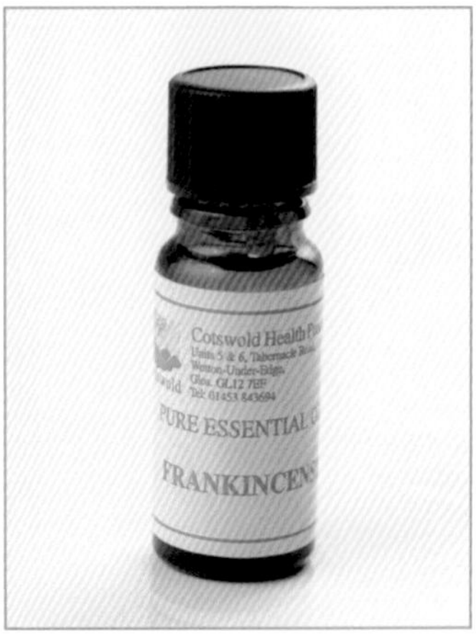

帶有些許檸檬味的木質調香氣，當中所含的 α 蒎烯能夠提升副交感神經的運作，而檸檬烯則能夠維持其效果，因此自古就被使用於冥想，維持心靈平安喜樂、幫助沉澱情緒的效果相當優異。

絲柏

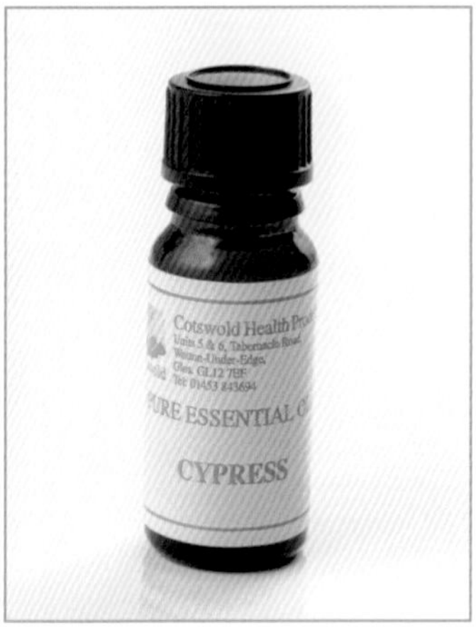

屬於類似檜木的針葉樹，因此香氣也頗為類似。帶有柔和而稍顯刺鼻的甜香，就像是在泡檜木浴一樣。其中的 α 蒎烯能夠提高副交感神經的運作，是想要從壓力獲得解脫時的最佳選擇。使用後能夠讓緊繃的身心放鬆，進而獲得愉悅感。

讓人起床後感到神清氣爽

澳洲尤加利

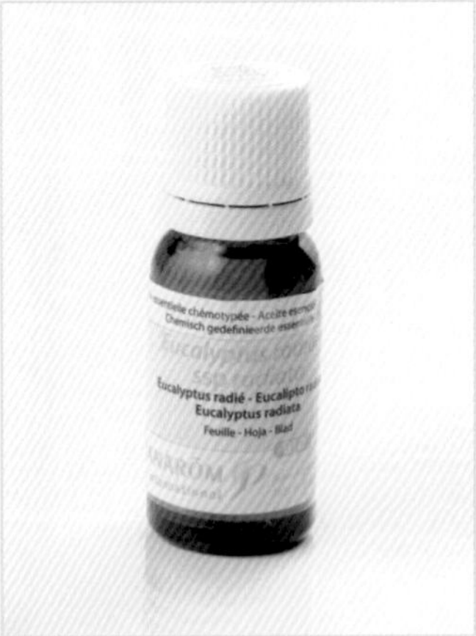

帶有清爽而沁人心扉的香氣，能夠緩解腦部疲勞所造成的緊張感，同時降低體溫。除此之外，其中所含的1.8桉油醇具有抗病毒作用，因此也建議用來預防感冒。而澳洲尤加利乃是毒性最低的尤加利葉，就連幼兒也能放心使用。

葡萄柚

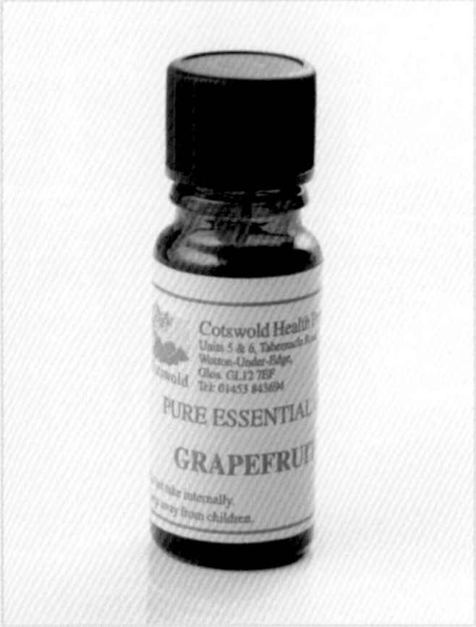

帶有清爽中摻雜點苦味的柑橘調香氣。檸檬烯占了其主要成分的九成，因此具有非常優異的舒緩效果，除了使用在剛起床時使用，在想要再加把勁時也能起到頗高的效果。除此之外，也能夠幫助醒酒、消除宿醉等。

幫助舒緩女性特有的症狀

玫瑰草

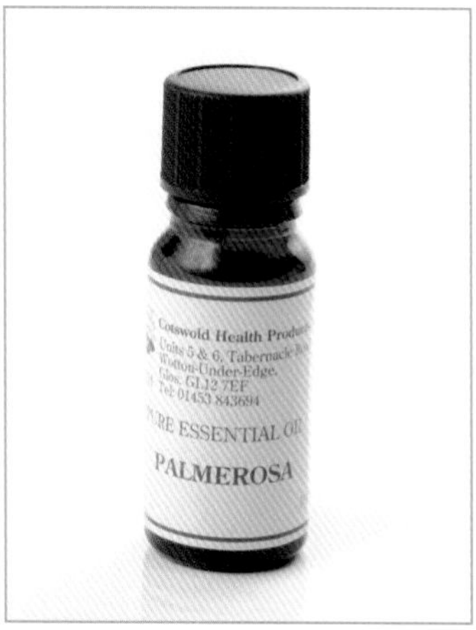

特徵是帶有宛若花香的柔和花質調香氣，具有調整女性荷爾蒙，並消除經期不順的效果。富含香葉醇，能夠幫助維持肌膚含水量，並恢復其彈性。此外也能促進細胞的代謝與再生，可以期待獲得美膚效果。

快樂鼠尾草

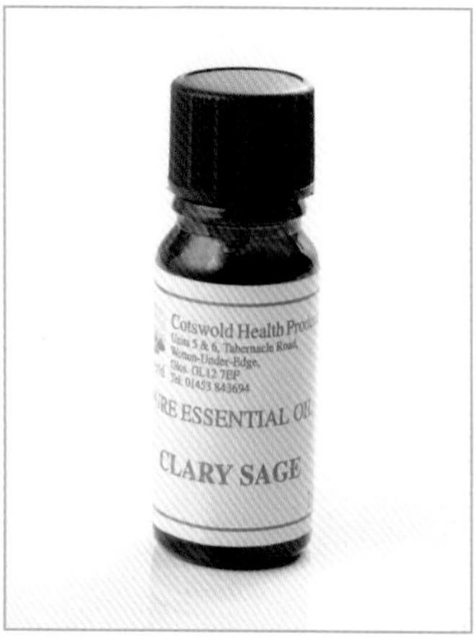

帶有紫蘇科特有的那種柔和而稍顯刺鼻的香氣，同時也能感受到一股若有似無的甜味。當中含有香紫蘇醇，能夠幫助穩定女性荷爾蒙的運作，因此被譽為一款能夠給予女性強力後援的精油。在改善經痛與更年期特有的憂鬱之餘，也能夠令心情豁然開朗。

提升減重效果

胡椒薄荷

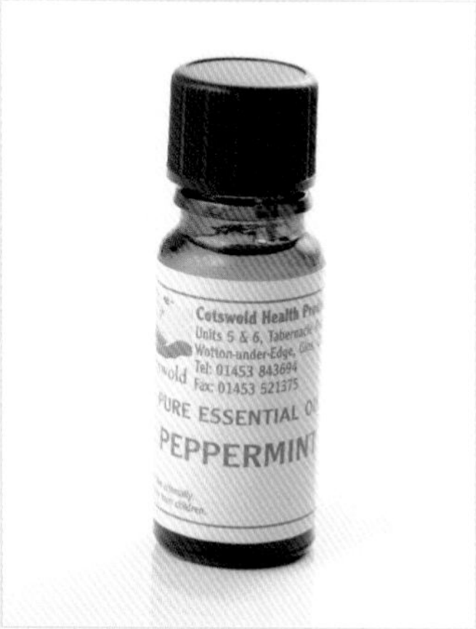

帶有清爽而略具刺激性的香氣，富含幫助血管收縮的薄荷醇，因此能夠促進止血與鎮痛。此外只要善加利用胡椒薄荷精油給予交感神經刺激，也能夠期待獲得燃脂效果。而在有鼻塞，乃至於咳嗽等支氣管疾患、肌肉疼痛、頭痛、暈交通工具等情形時，也建議使用胡椒薄荷精油。

迷迭香

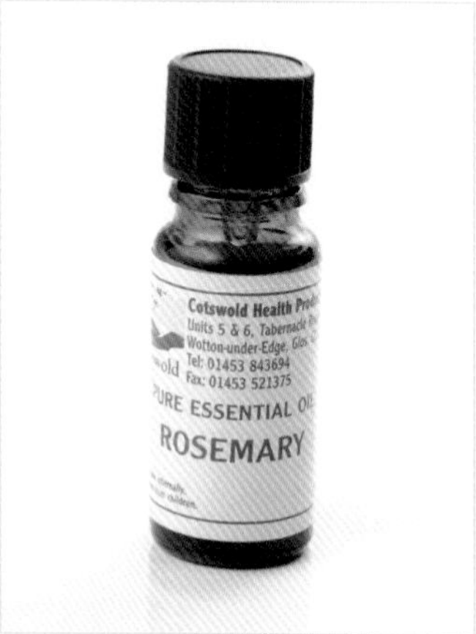

特徵乃是迷迭香那種涼爽而沁人心扉的香氣，其中的樟腦成分能夠誘發腎上腺素分泌，並活化脂肪分解酵素—脂肪酶，因此也具備優異的減重效果。除此之外也能有效消除精神疲勞與有氣無力，進而令腦部順暢運作，並提升記憶力與專注力。

chapter 2

幫助改善身體不適！淋巴伸展操與淋巴按摩

接下來終於要開始進行淋巴伸展操與淋巴按摩了，
讓我們由臉部到腳尖，
依序對各部位進行淋巴伸展操與淋巴按摩，
藉此促進淋巴流動，並整頓體內環境吧。

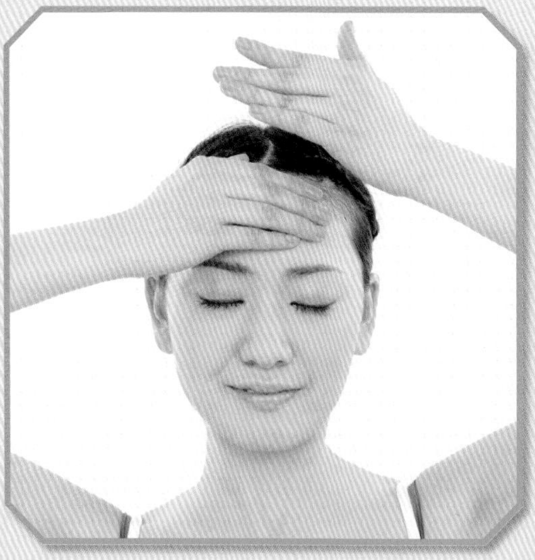
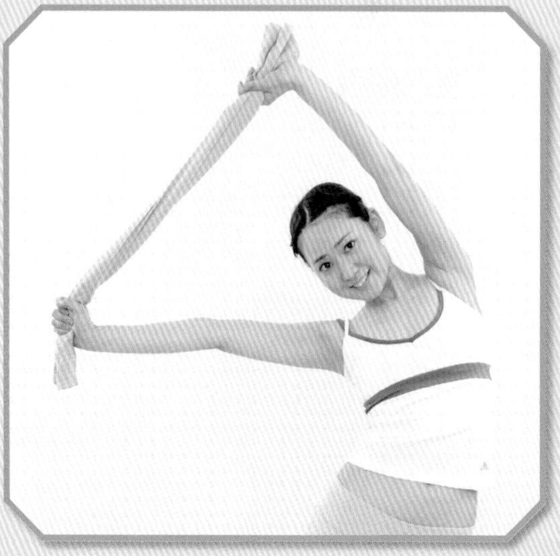
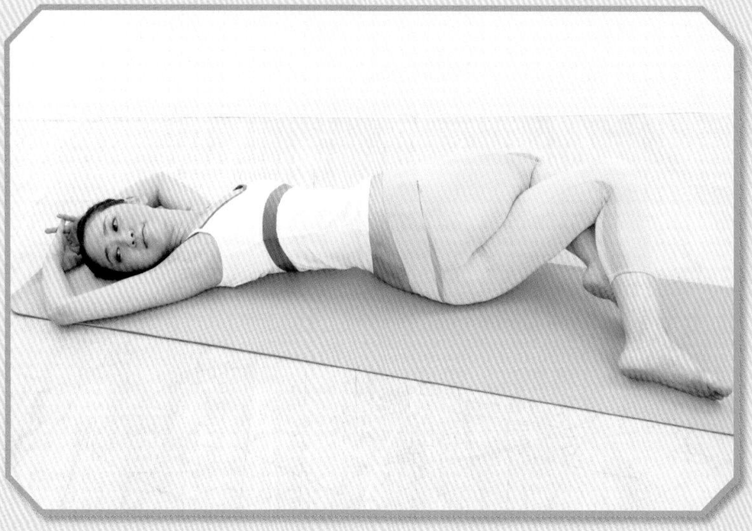

讓上身輕盈而無負擔
暖身操①

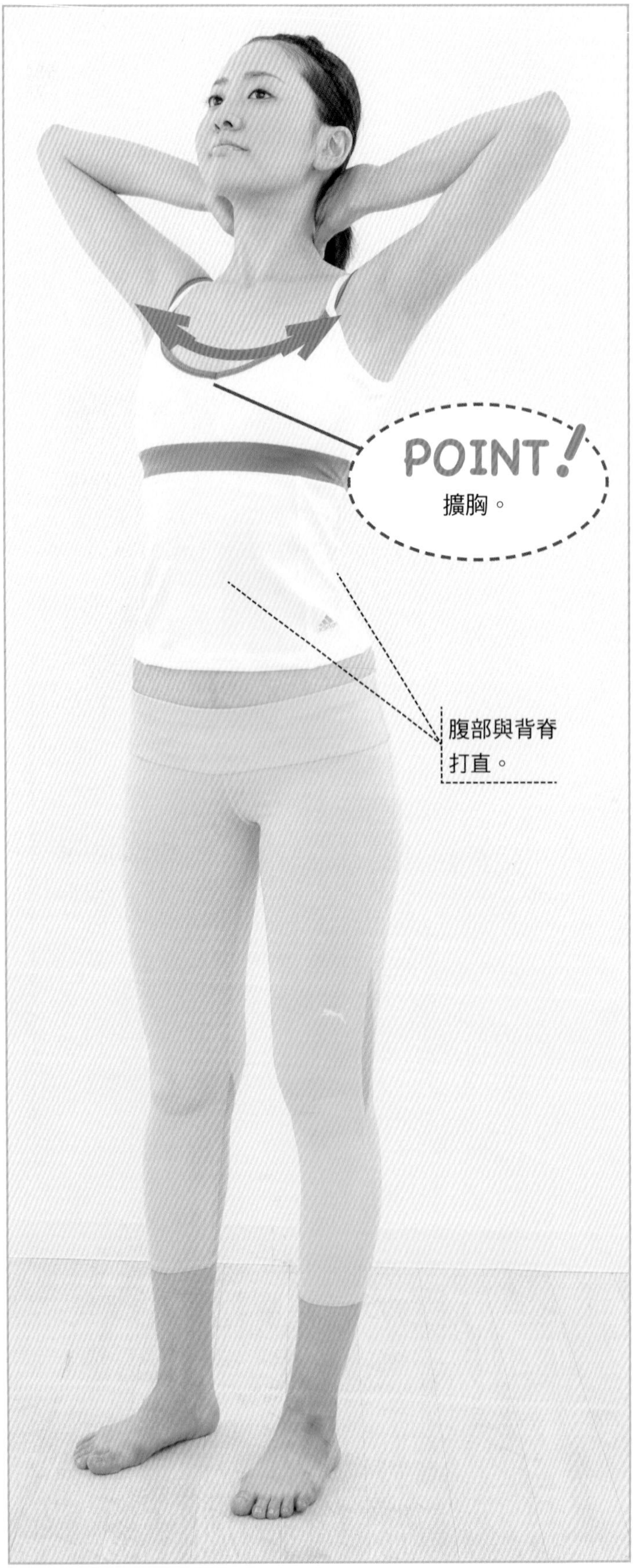

1

伸展胸肌

呈站姿，雙腳打開與肩同寬，背脊打直。雙手背於後腦杓，向外拉伸雙肘做擴胸的動作。

5 組

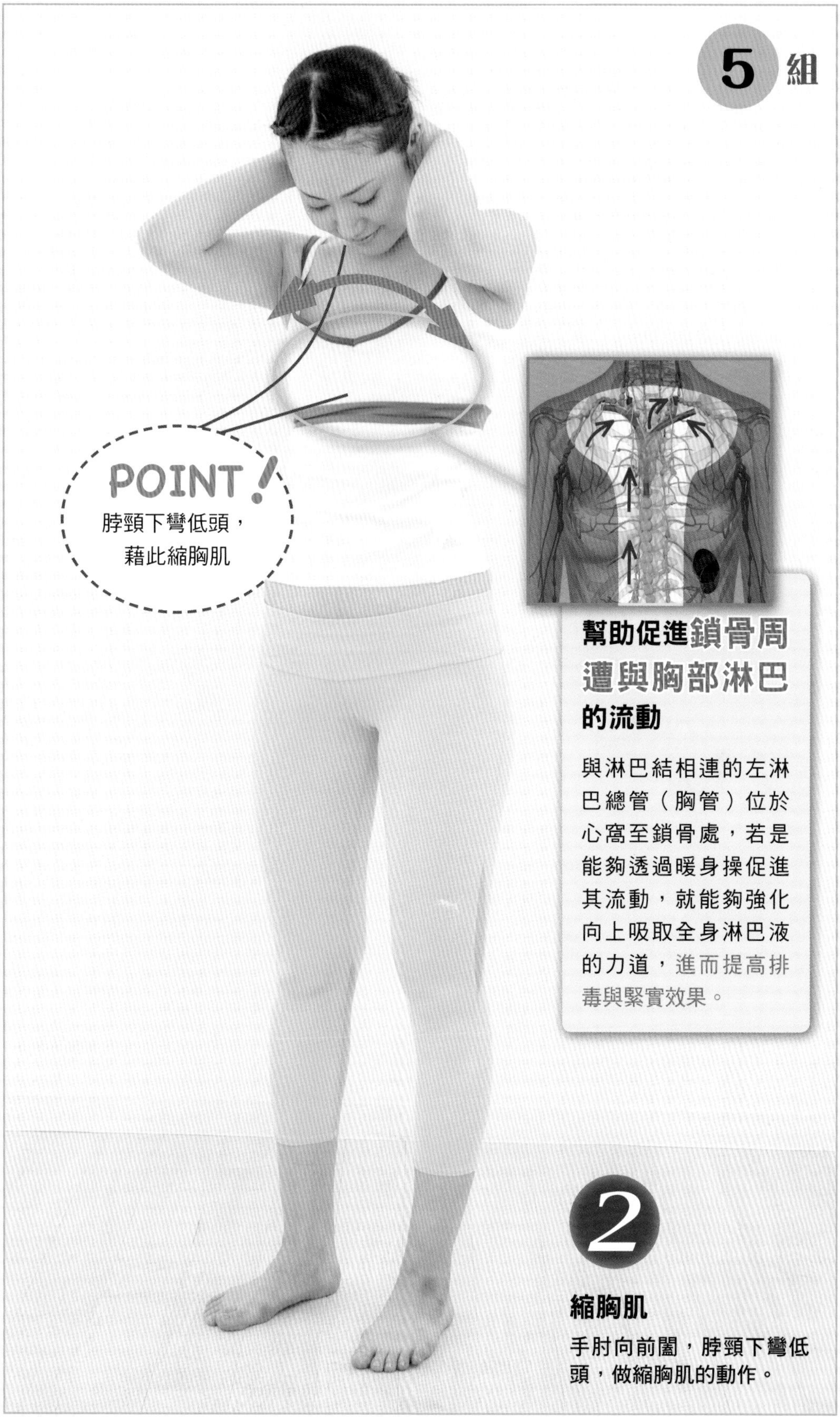

POINT！
脖頸下彎低頭，
藉此縮胸肌

幫助促進鎖骨周遭與胸部淋巴的流動

與淋巴結相連的左淋巴總管（胸管）位於心窩至鎖骨處，若是能夠透過暖身操促進其流動，就能夠強化向上吸取全身淋巴液的力道，進而提高排毒與緊實效果。

2

縮胸肌

手肘向前圍，脖頸下彎低頭，做縮胸肌的動作。

幫助瘦肚子！暖身操②

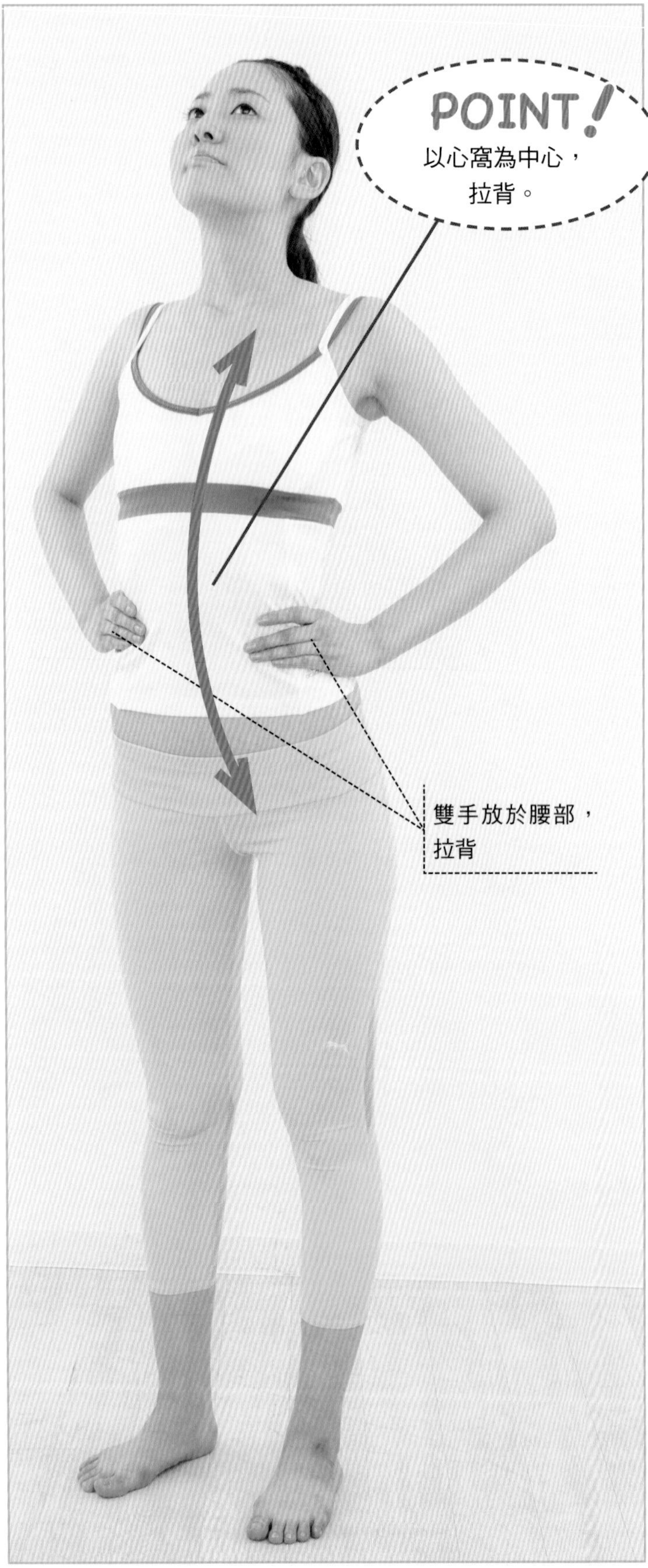
POINT！
以心窩為中心，
拉背。
雙手放於腰部，
拉背

1

拉背

雙手放於腰部，向後拉背，並邊吸氣邊伸展腹直肌。

5 組

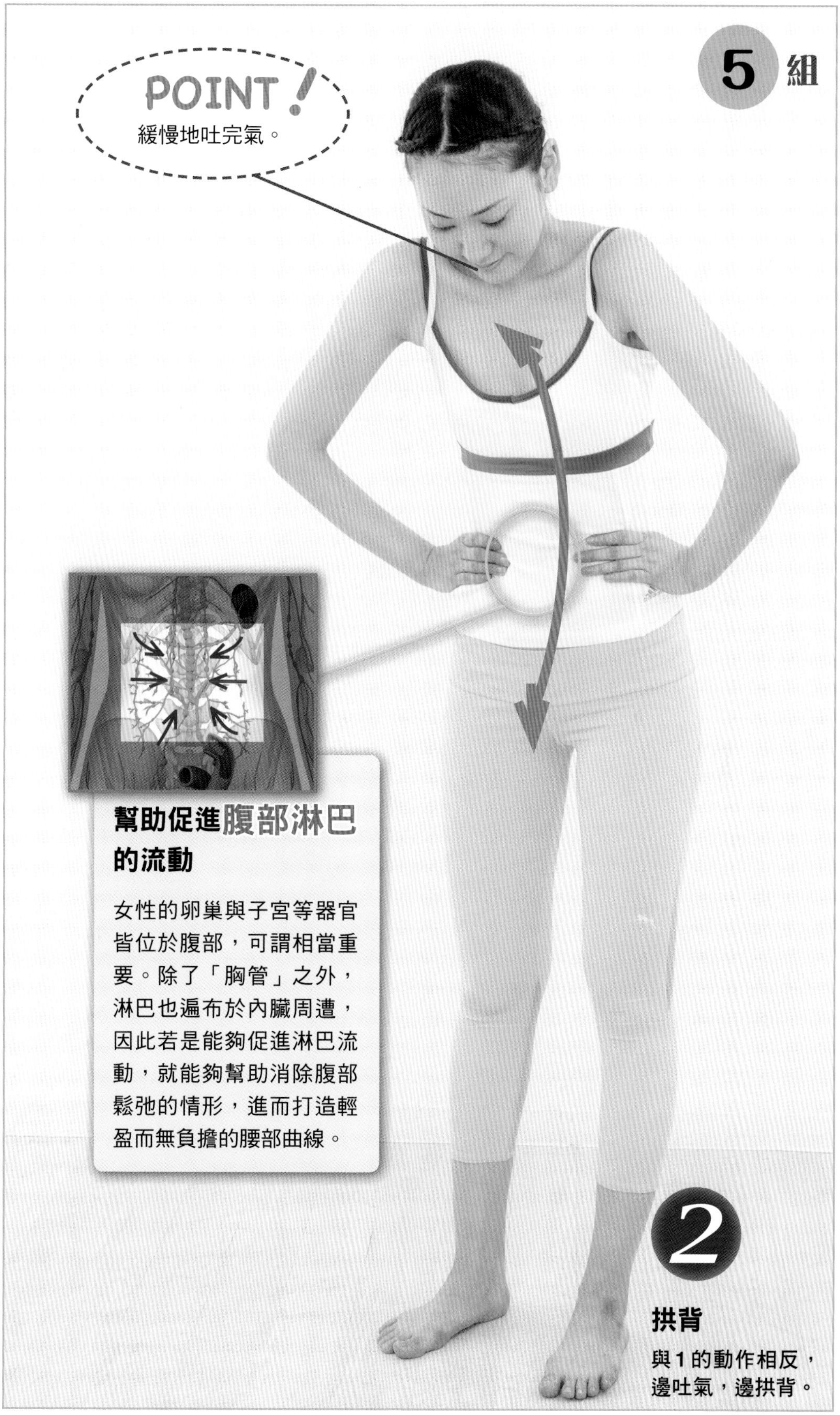

POINT！
緩慢地吐完氣。

幫助促進腹部淋巴的流動

女性的卵巢與子宮等器官皆位於腹部，可謂相當重要。除了「胸管」之外，淋巴也遍布於內臟周遭，因此若是能夠促進淋巴流動，就能夠幫助消除腹部鬆弛的情形，進而打造輕盈而無負擔的腰部曲線。

2

拱背

與1的動作相反，邊吐氣，邊拱背。

幫助瘦下身！暖身操③

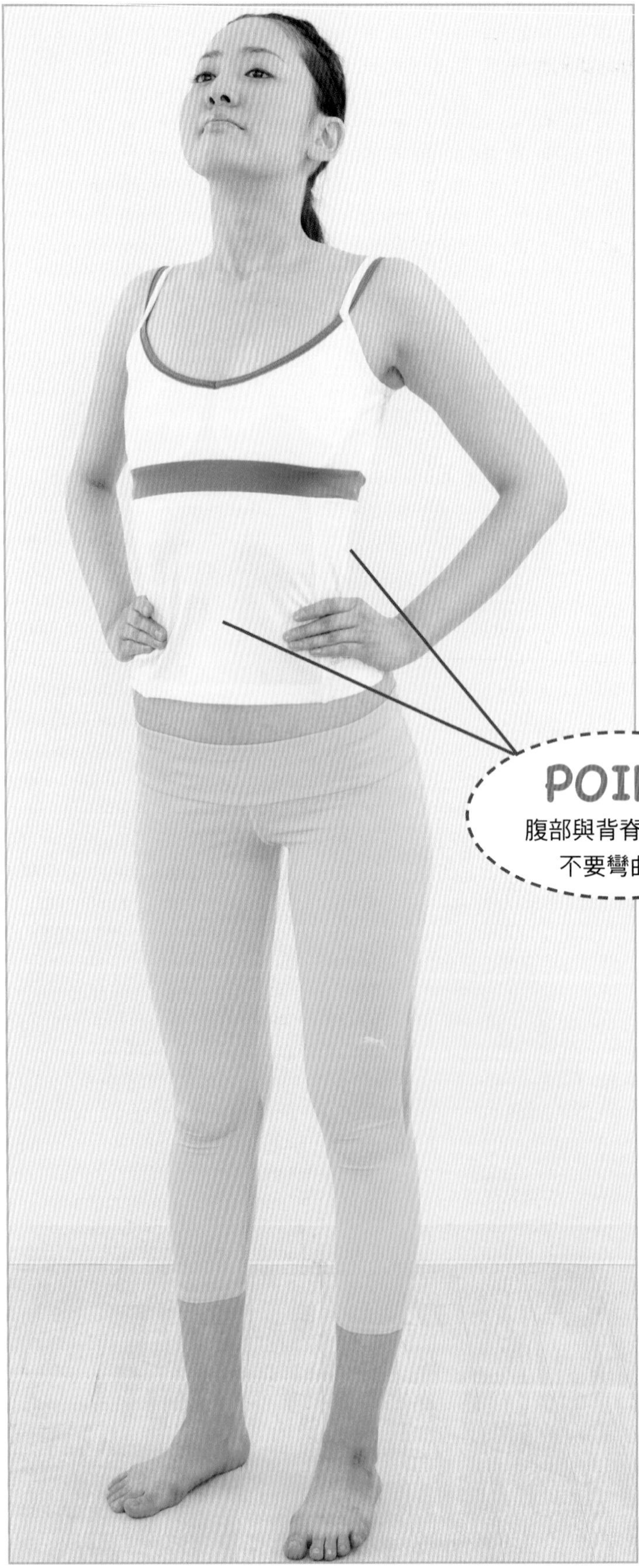

1

身體站直，深呼吸

呈站姿，雙手放於腰部，雙腳打開與肩同寬，深呼吸並放鬆肌肉。

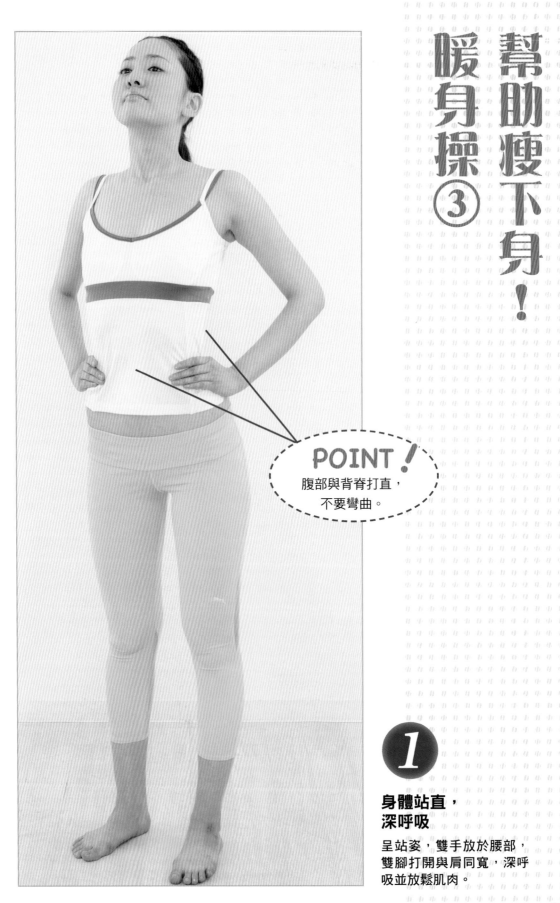

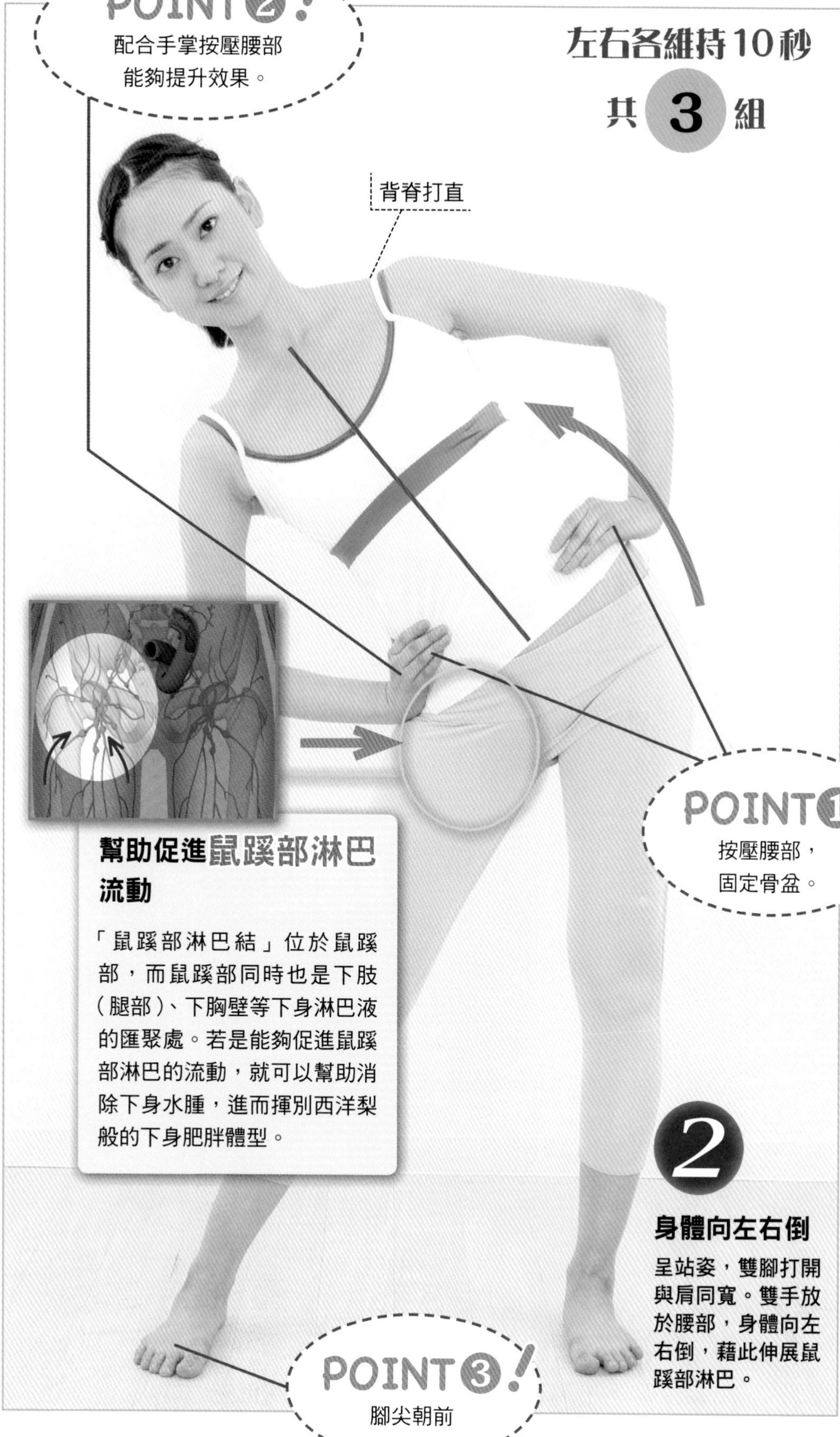
POINT②！
配合手掌按壓腰部
能夠提升效果。
左右各維持10秒
共3組
背脊打直
POINT①！
按壓腰部，
固定骨盆。
POINT③！
腳尖朝前

幫助促進鼠蹊部淋巴流動

「鼠蹊部淋巴結」位於鼠蹊部，而鼠蹊部同時也是下肢（腿部）、下胸壁等下身淋巴液的匯聚處。若是能夠促進鼠蹊部淋巴的流動，就可以幫助消除下身水腫，進而揮別西洋梨般的下身肥胖體型。

2

身體向左右倒

呈站姿，雙腳打開與肩同寬。雙手放於腰部，身體向左右倒，藉此伸展鼠蹊部淋巴。

打造具備迷人水蛇腰的凹凸曲線

幫助促進腹部深層淋巴的流動

位於腸道內的淋巴管會從小腸吸收幫助促進營養素吸收的脂質，除此之外，腹部的深層淋巴沿著動脈遍布，一旦給予按壓，就能夠刺激淋巴管與淋巴結，進而打造迷人的水蛇腰。

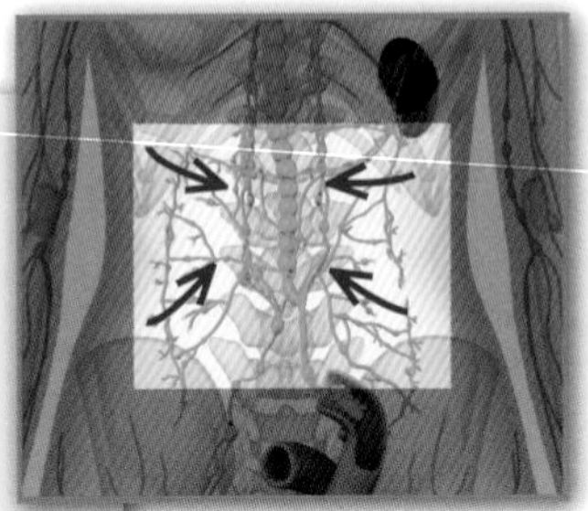

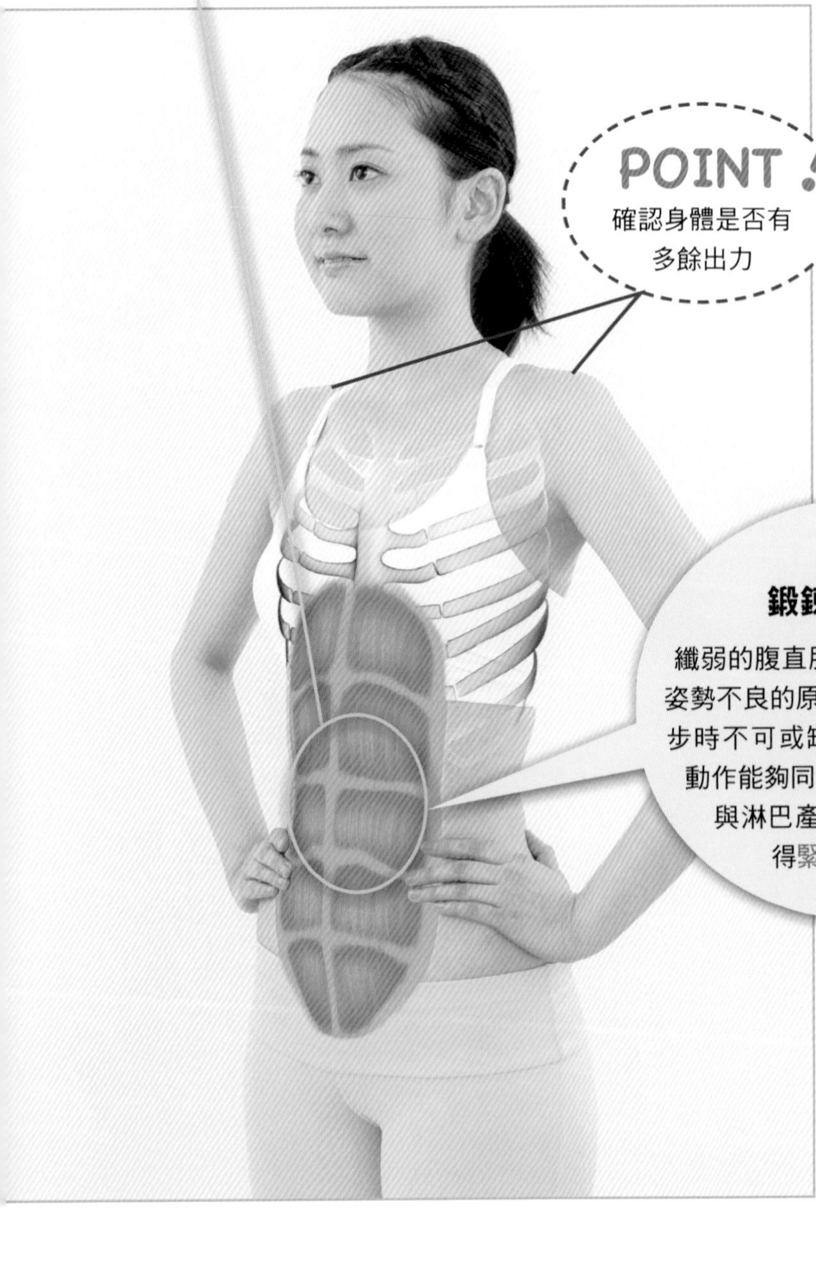

POINT！

確認身體是否有多餘出力

鍛鍊腹直肌

纖弱的腹直肌其實是導致駝背與姿勢不良的原因，這是一處在走台步時不可或缺的肌肉。而縮腹的動作能夠同時對紅肌（內在肌）與淋巴產生作用，進而獲得緊實效果。

1

背脊打直

呈站姿，雙手放於腰部，身體放鬆。

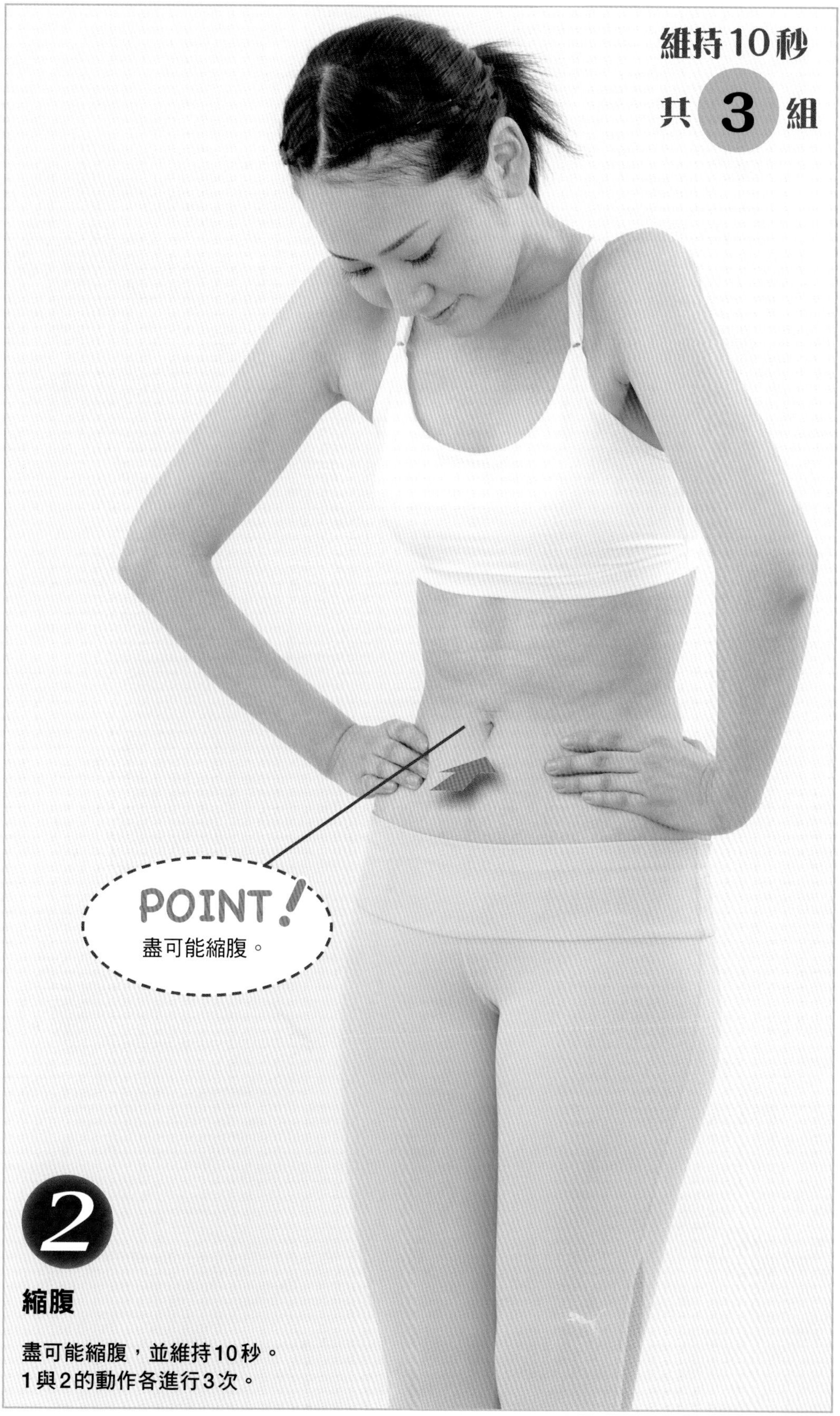

2

縮腹

盡可能縮腹，並維持10秒。
1與2的動作各進行3次。

打造小巧美觀的臉部線條

1

拇指按壓於下顎

拇指輕輕伸直

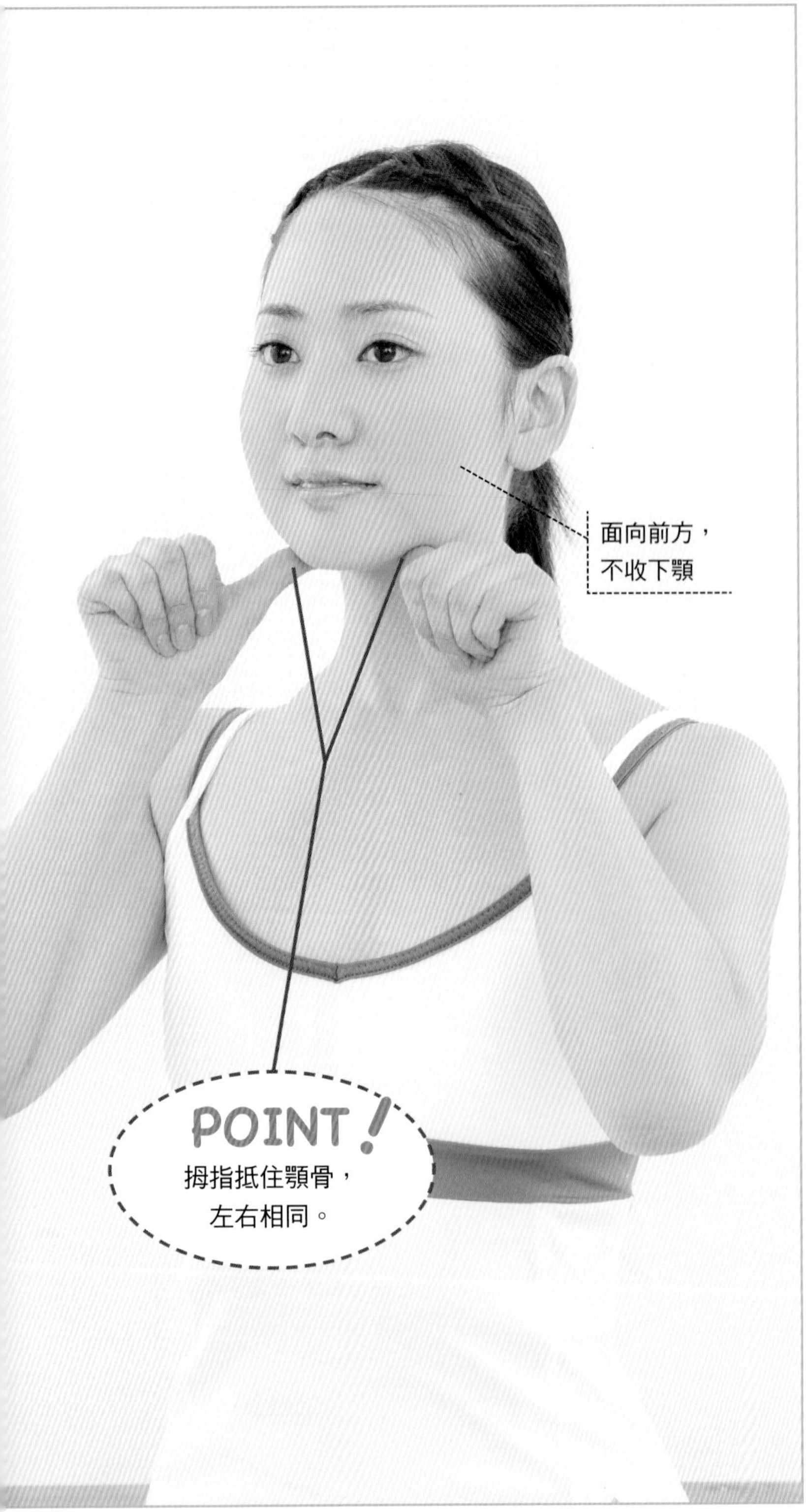
面向前方，
不收下顎
POINT!
拇指抵住顎骨，
左右相同。

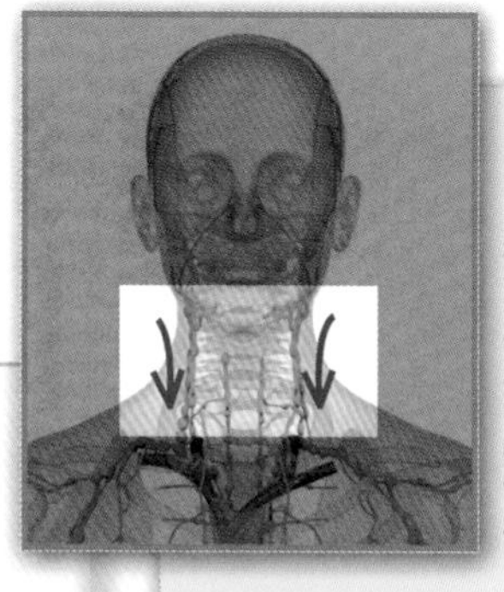

幫助促進頸部淋巴的流動

頸部的左右側各有一條淋巴總管。其中的淋巴匯聚於鎖骨下靜脈，而若是能夠促進鎖骨周遭的淋巴流動，就可以獲得輕盈而無負擔的臉部與頸部曲線。

維持10秒
共3組

2

提下顎

以拇指向上按壓，藉此確實伸展胸鎖乳突肌。

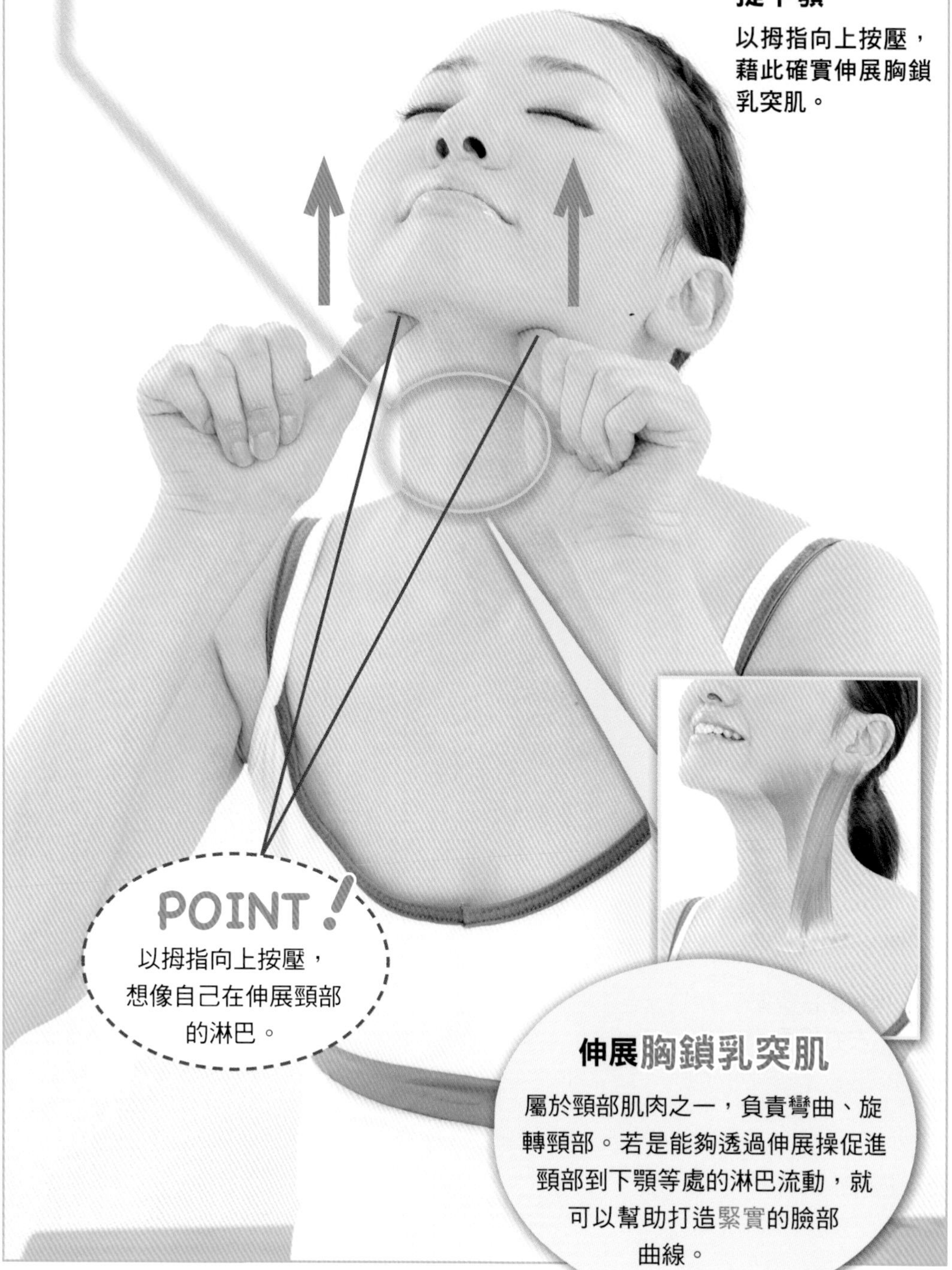

POINT!
以拇指向上按壓，想像自己在伸展頸部的淋巴。

伸展胸鎖乳突肌

屬於頸部肌肉之一，負責彎曲、旋轉頸部。若是能夠透過伸展操促進頸部到下顎等處的淋巴流動，就可以幫助打造緊實的臉部曲線。

消除眼睛下方與臉頰的鬆弛現象①

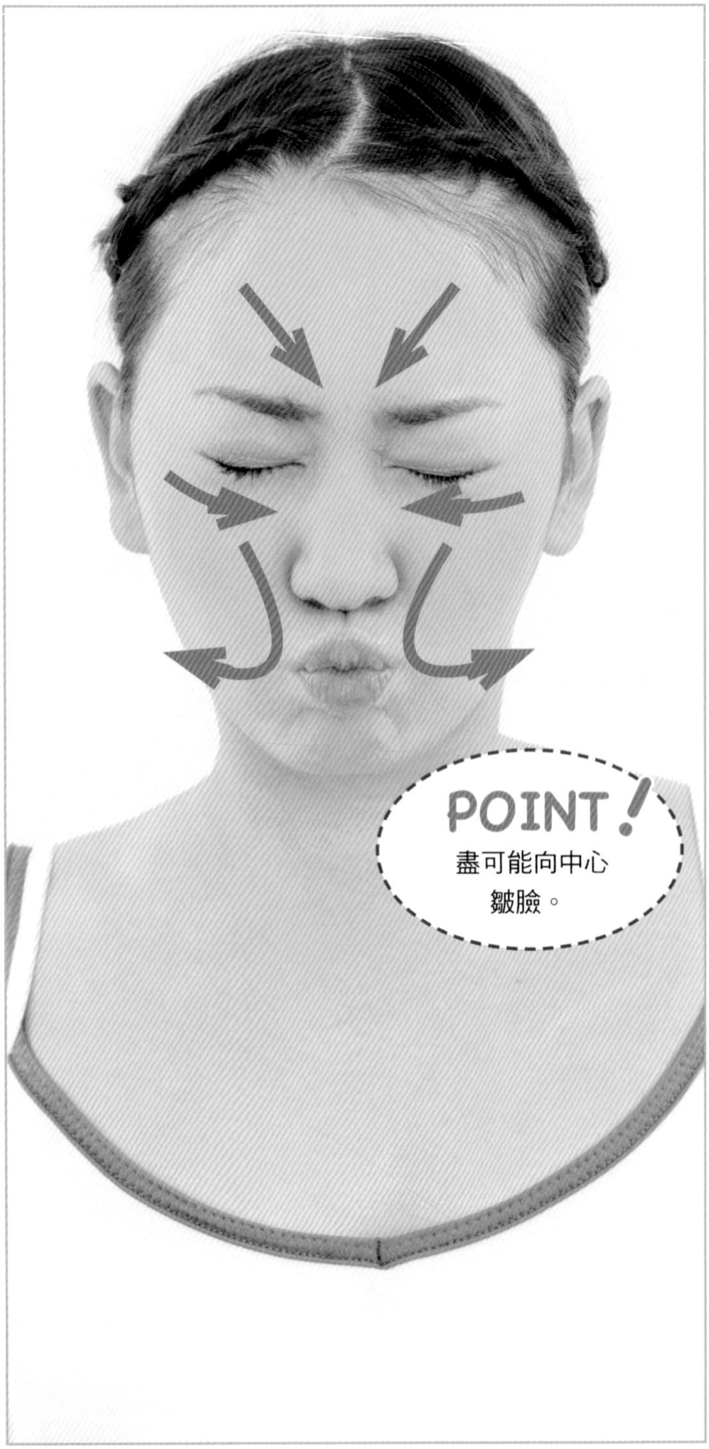

1

收縮整臉肌肉

盡可能向中心皺
臉，收縮整臉肌肉。

重複皺臉、放鬆

共 5 組

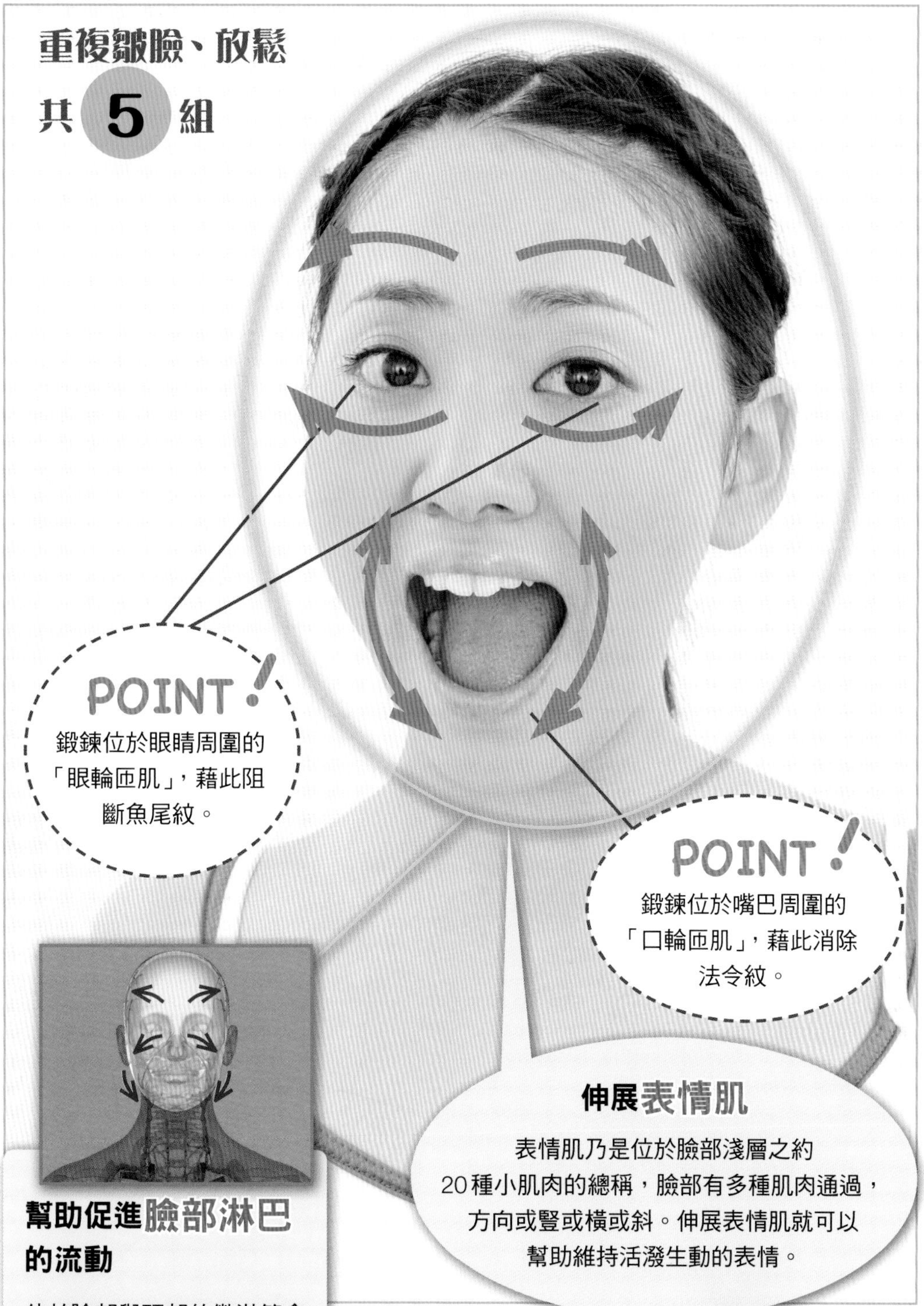

POINT！
鍛鍊位於眼睛周圍的「眼輪匝肌」，藉此阻斷魚尾紋。

POINT！
鍛鍊位於嘴巴周圍的「口輪匝肌」，藉此消除法令紋。

伸展表情肌

表情肌乃是位於臉部淺層之約20種小肌肉的總稱，臉部有多種肌肉通過，方向或豎或橫或斜。伸展表情肌就可以幫助維持活潑生動的表情。

幫助促進臉部淋巴的流動

位於臉部與頭部的微淋管會通過耳下，並匯聚於鎖骨淋巴結。若是能促進淋巴流動，臉部就不易水腫，同時也能夠改善眼睛與臉頰下垂的情形。

2

伸展整臉肌肉

張大雙眼、嘴巴，藉此在同時伸展整臉肌肉。

消除眼睛下方與臉頰的鬆弛現象②

各 10 次

幫助促進臉部淋巴的流動

位於臉部與頭部的微淋管會通過耳下，並匯聚於鎖骨淋巴結。若是能促進淋巴流動，臉部就不易水腫，同時也能夠改善眼睛與臉頰鬆弛的情形。

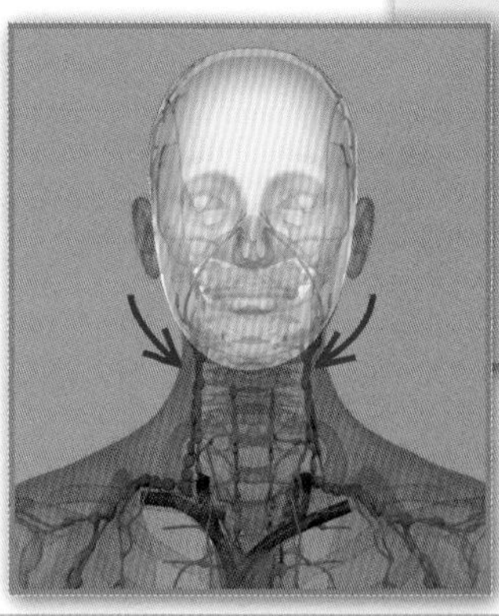

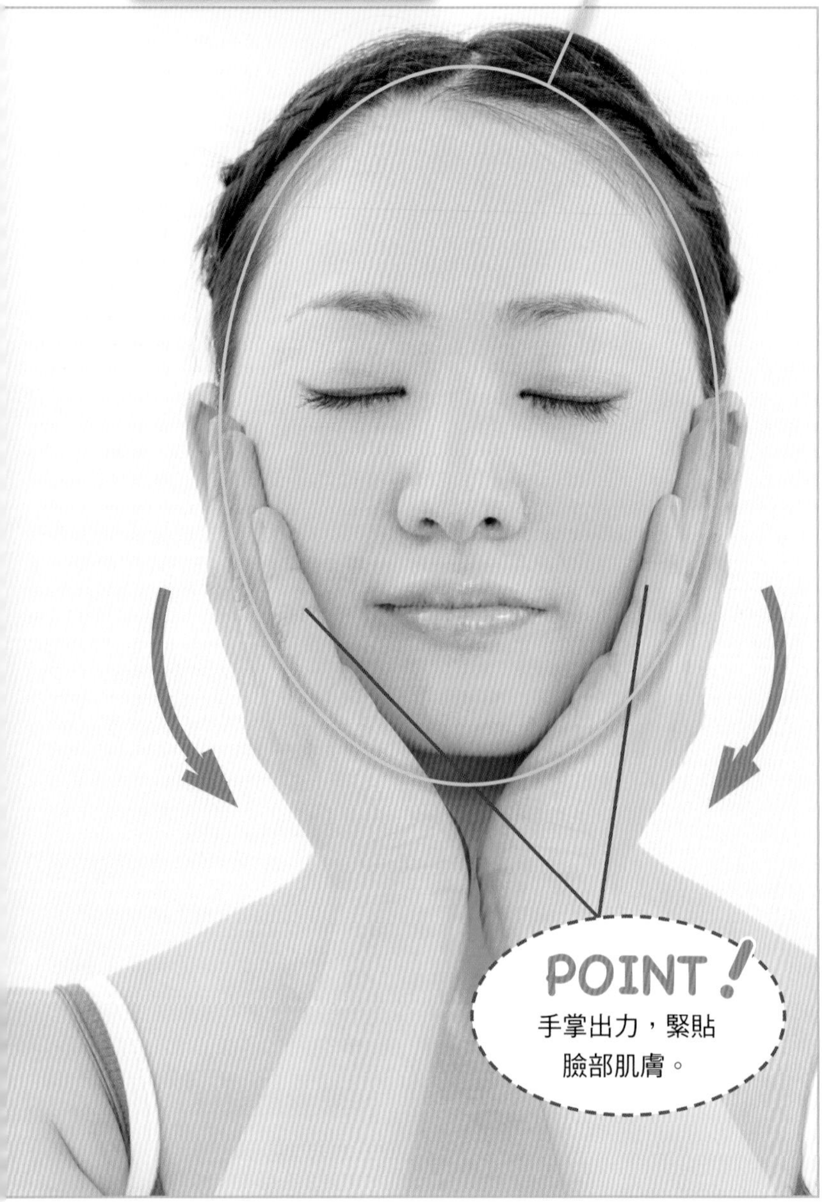

1

沿著下顎曲線進行淋巴按摩

以雙手手掌包覆臉部曲線，通過耳朵至耳下的淋巴結，沿著下顎向下按摩。請想像自己是沿著淋巴流動的路徑進行按摩。

幫助促進頸部淋巴的流動

頸部的左右側各有一條淋巴總管。其中的淋巴匯聚於鎖骨下靜脈，而若是能夠刺激淋巴管，就可以促進鎖骨周遭的淋巴流動，進而獲得獲得輕盈而無負擔的臉部與頸部曲線。

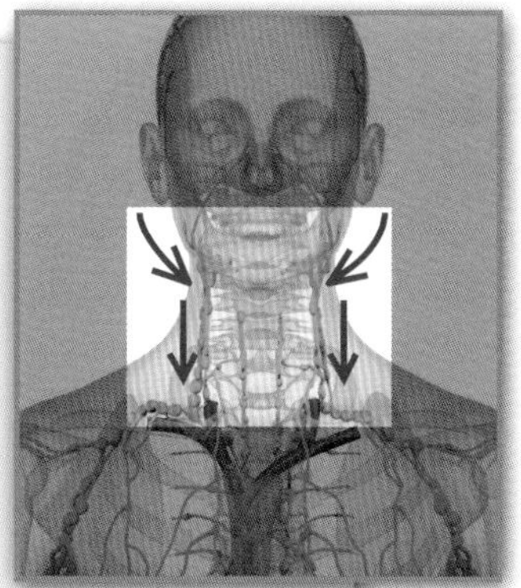

2

由後腦杓向前

雙手手掌輕輕包覆頸部，由後向前進行淋巴按摩。

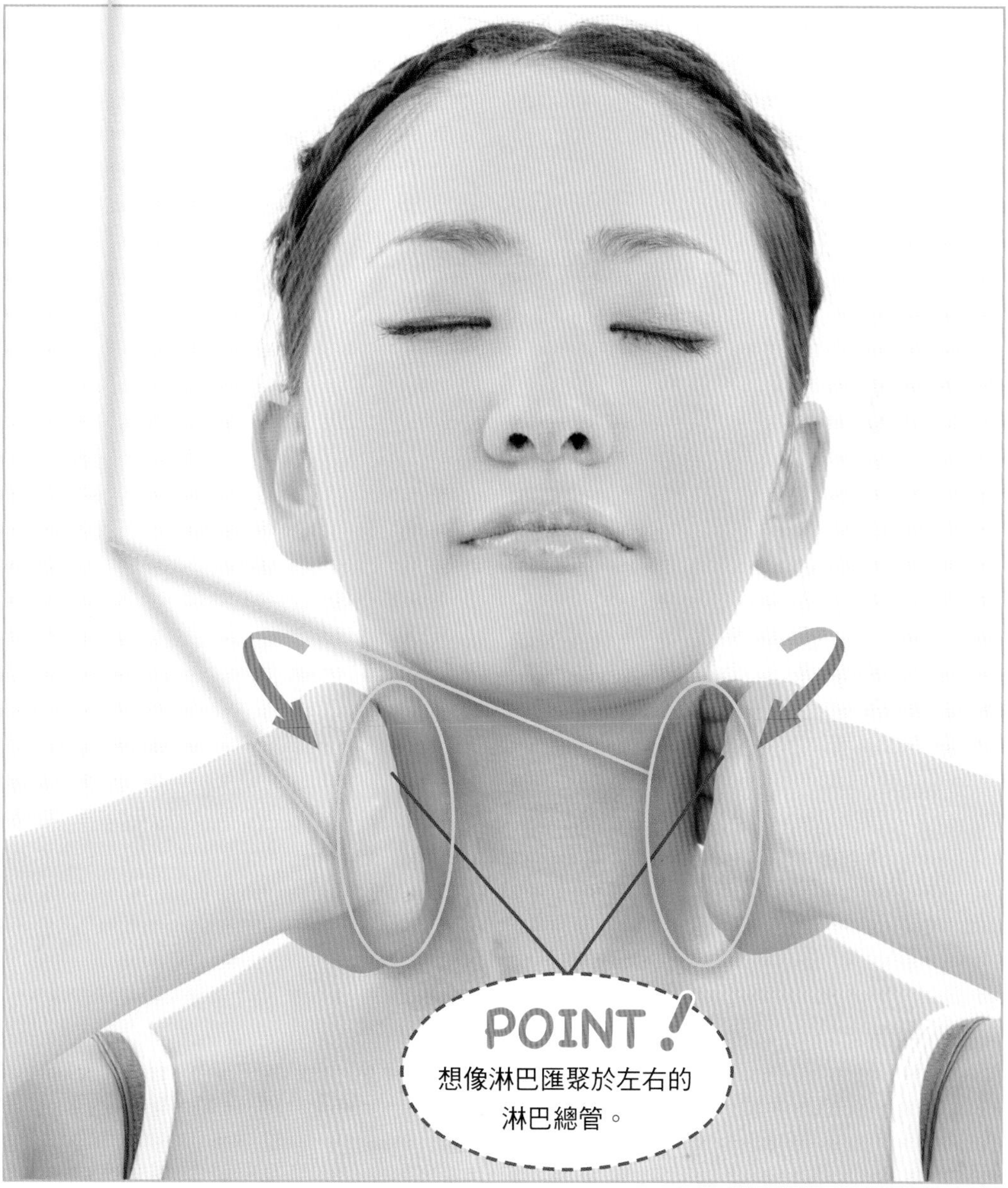

提升肌膚彈性與光澤！讓肌膚年輕五歲

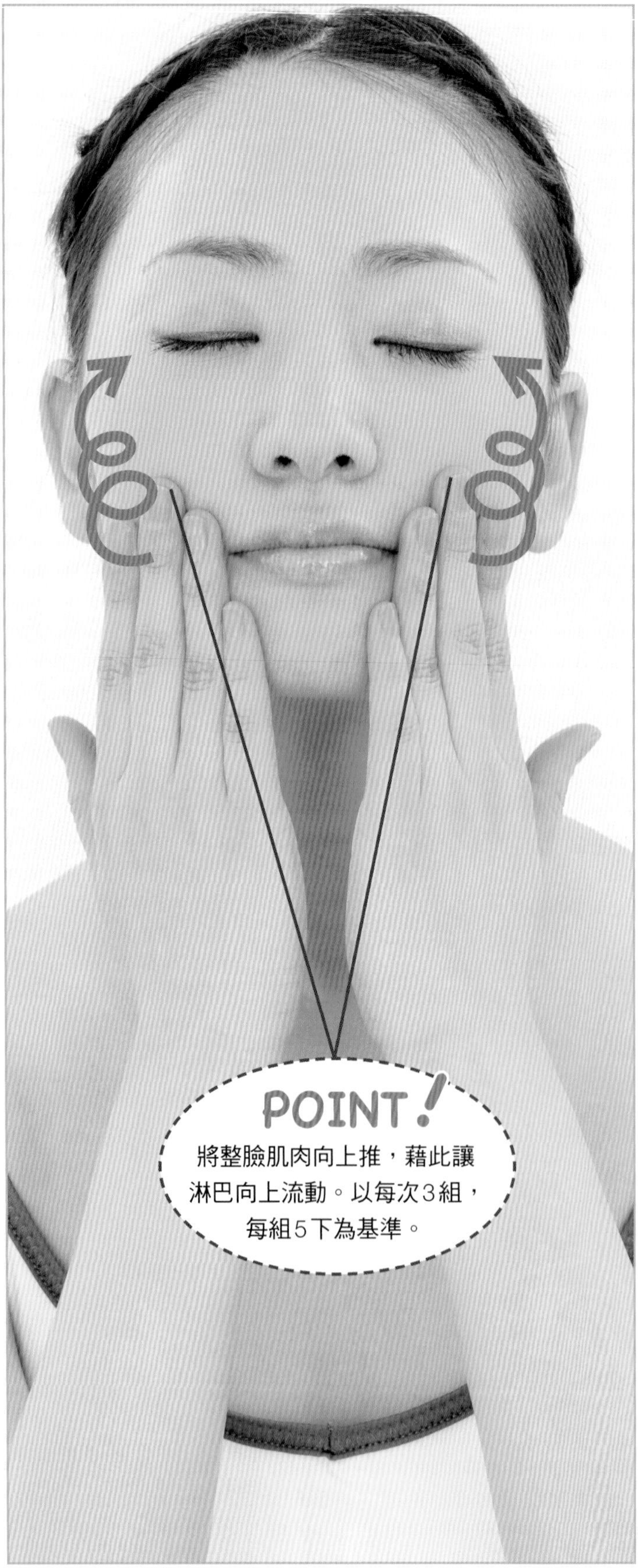
POINT！
將整臉肌肉向上推，藉此讓淋巴向上流動。以每次3組，每組5下為基準。

1

呈畫圓狀
按摩臉部曲線

以食指、中指、無名指按摩下顎至太陽穴。

各10次

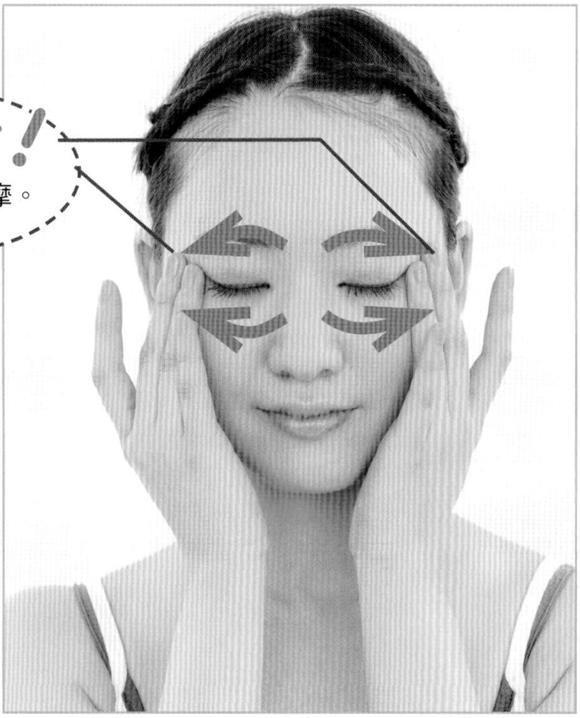

POINT！
緩慢而輕柔地按摩。

2 按摩眼睛周圍

閉眼睛，以雙手中指抵於眼頭，並沿著位於眉毛下方的眼窩骨按摩。眼下亦同。以上下各10次為基準。

POINT！
雙手交互由眉毛按摩至額頭。

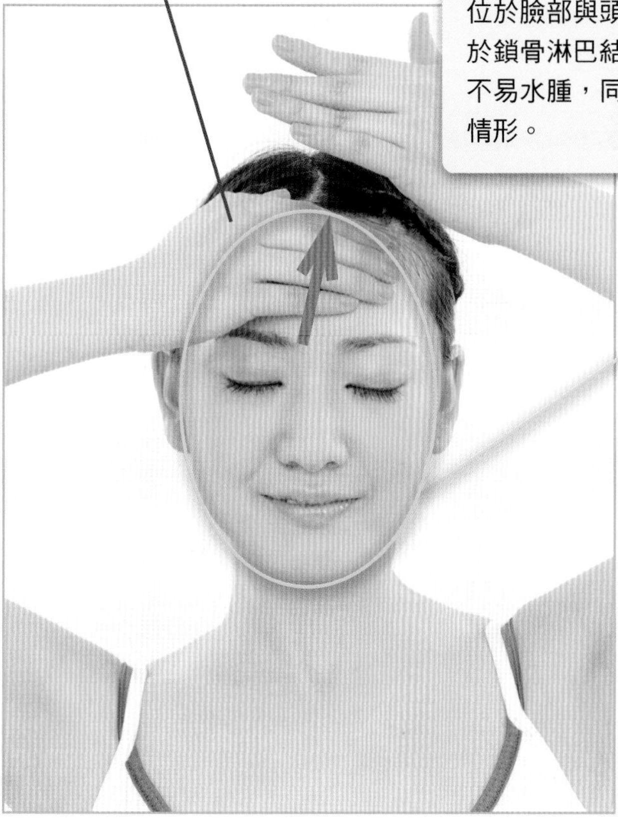

幫助促進臉部淋巴的流動

位於臉部與頭部的微淋管會通過耳下，並匯聚於鎖骨淋巴結。若是能促進淋巴流動，臉部就不易水腫，同時也能夠減輕眼睛與臉頰鬆弛的情形。

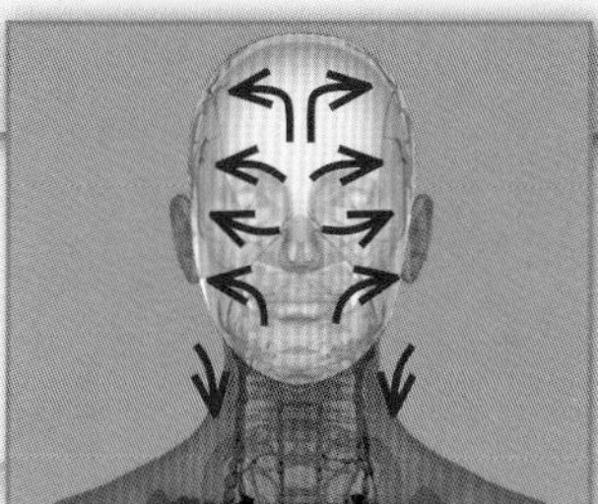

3 向上拉提額頭皺紋

使用食指至小指等四支手指的指腹，由眉毛按摩至額頭的髮際線。

消除雙下巴，同時讓頸部輕盈無負擔！

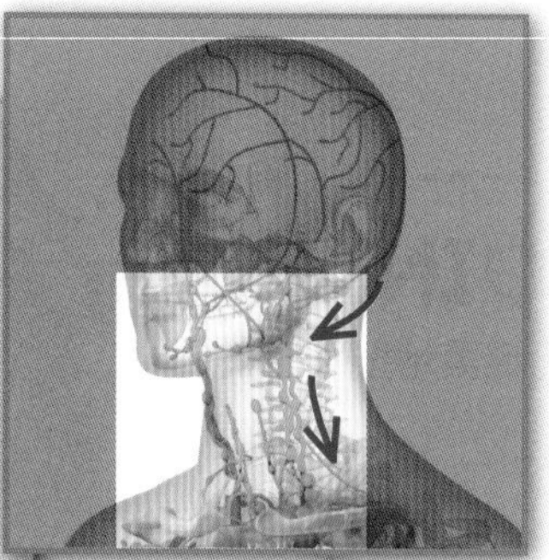

幫助促進頸部淋巴的流動

頸部的左右側各有一條淋巴總管。其中的淋巴匯聚於鎖骨下靜脈，而若是能夠促進鎖骨周遭的淋巴流動，就可以獲得輕盈而無負擔的臉部與頸部曲線。

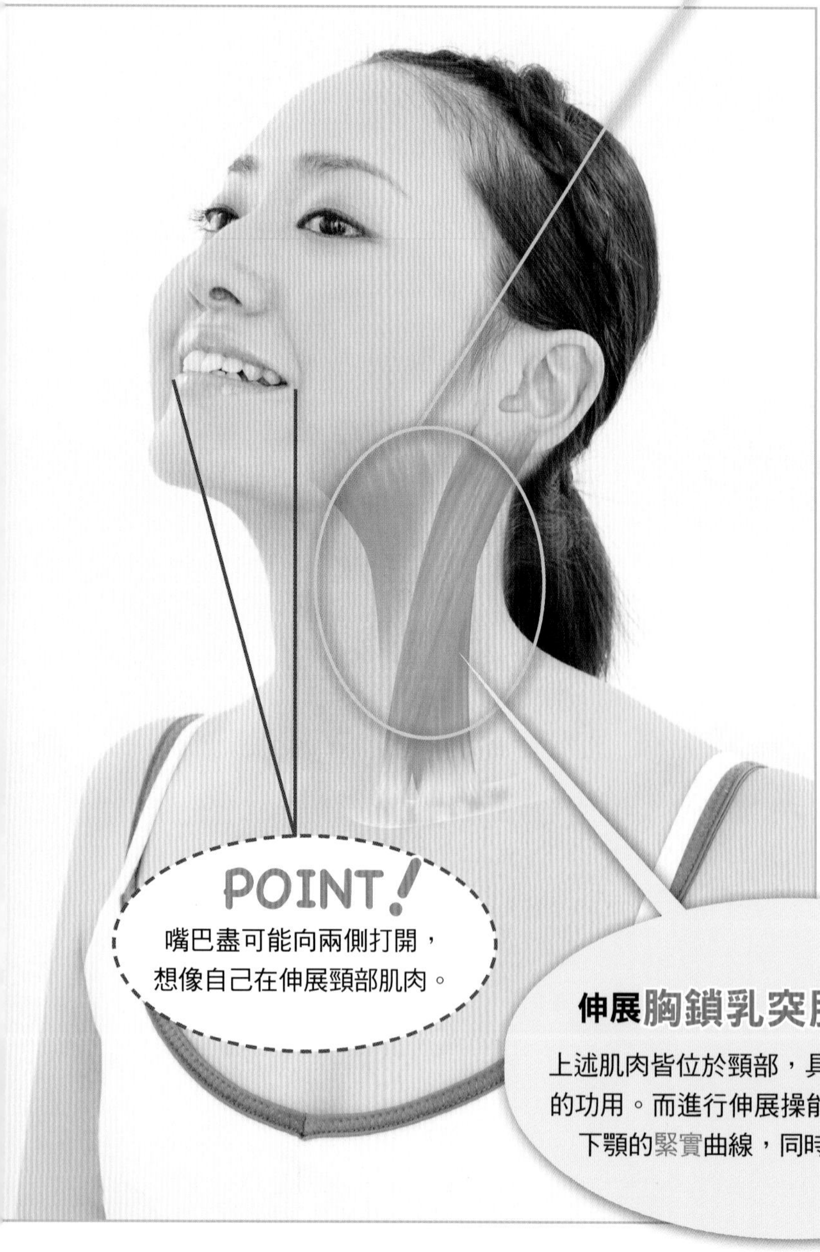

POINT!

嘴巴盡可能向兩側打開，想像自己在伸展頸部肌肉。

伸展胸鎖乳突肌與頸闊肌

上述肌肉皆位於頸部，具有彎曲、旋轉頸部的功用。而進行伸展操能夠幫助打造頸部到下顎的緊實曲線，同時促進淋巴流動。

1

抬下顎

抬下顎，感覺像要發出「咿」的聲音，藉此伸展頸部肌肉。

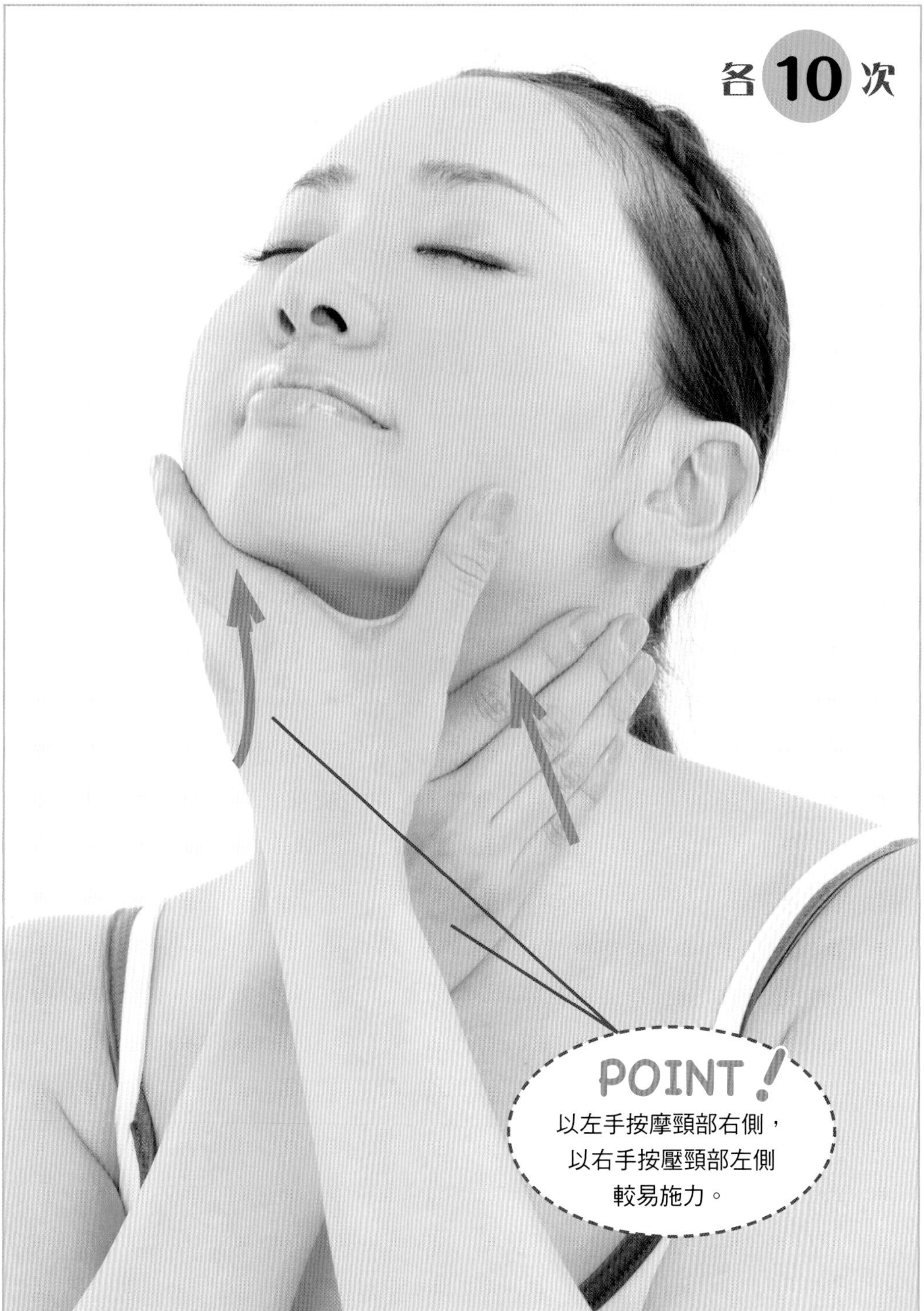
各10次
POINT！
以左手按摩頸部右側，
以右手按壓頸部左側
較易施力。

2

也能幫助有效預防頸部皺紋

左右手輪流由下往上按摩頸部至下顎前端，過程中維持抬下顎的姿勢。

幫助打造由腋下到側腹，以及腿部的緊實曲線

維持10秒

左右各 5 次

幫助促進腋下淋巴的流動

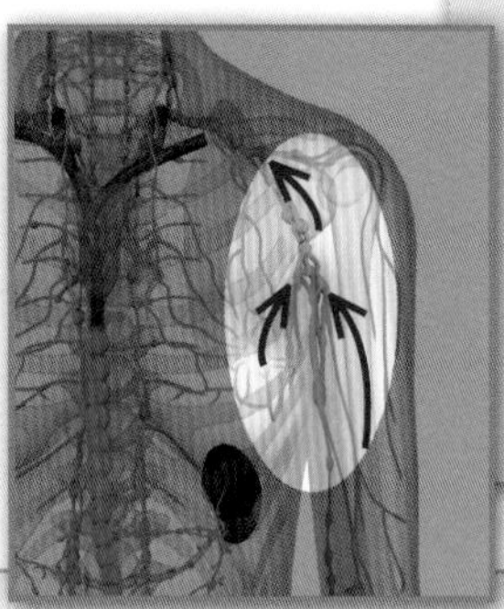

來自上肢、胸部、上腹的淋巴液皆會流往腋下這個區域。而若是能夠促進淋巴流動，就可以減少身體側邊的水腫，進而打造緊實的身體曲線。

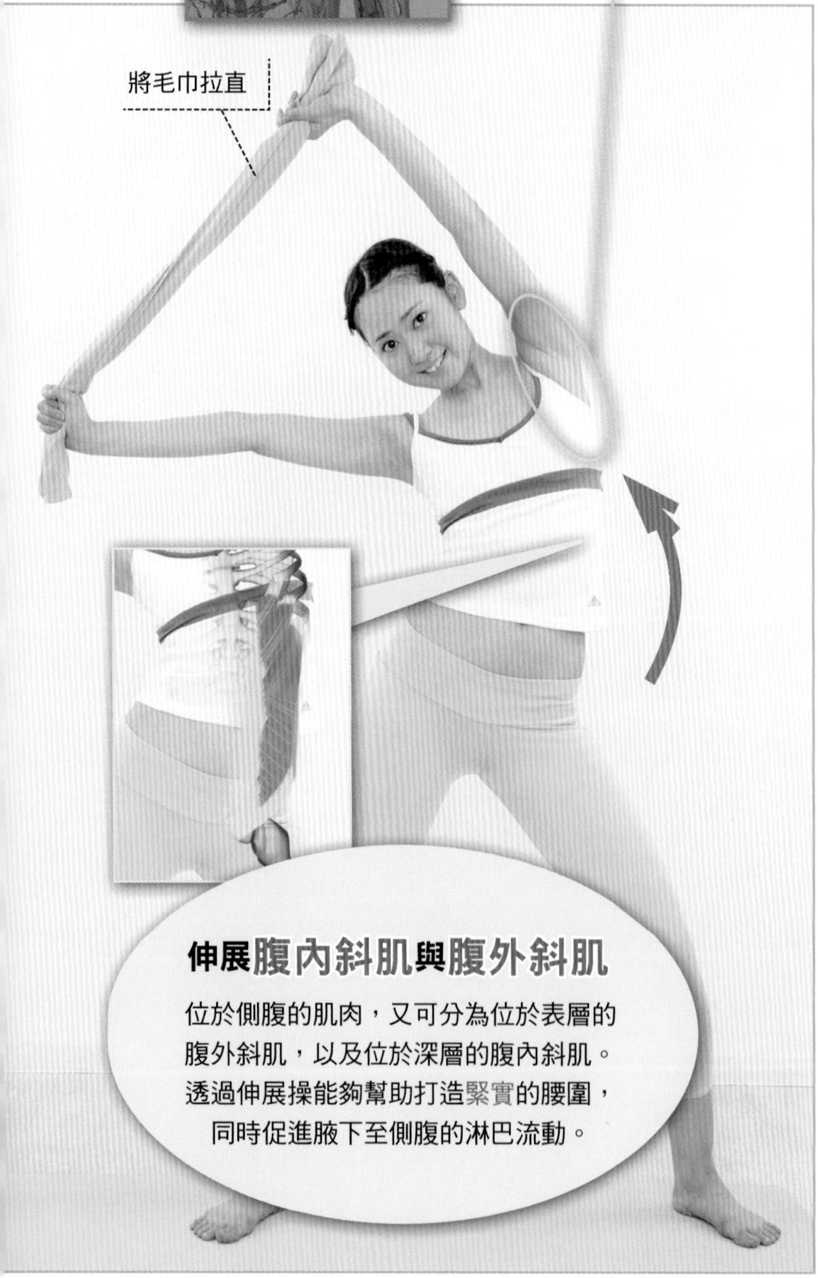

伸展腹內斜肌與腹外斜肌

位於側腹的肌肉，又可分為位於表層的腹外斜肌，以及位於深層的腹內斜肌。透過伸展操能夠幫助打造緊實的腰圍，同時促進腋下至側腹的淋巴流動。

step 1

手拿毛巾，上身向左右倒

手握毛巾兩端，並確實拉直。手肘打直，兩手舉高，身體向右倒，並維持此姿勢10秒。

step **2**

維持10秒

左右各 5 次

將毛巾卡在腳掌上，上身向前倒

呈坐姿，雙腳打直，將毛巾卡在足弓。將毛巾向身體側拉，上身則向前倒。此時也請一併伸展腿部內側。

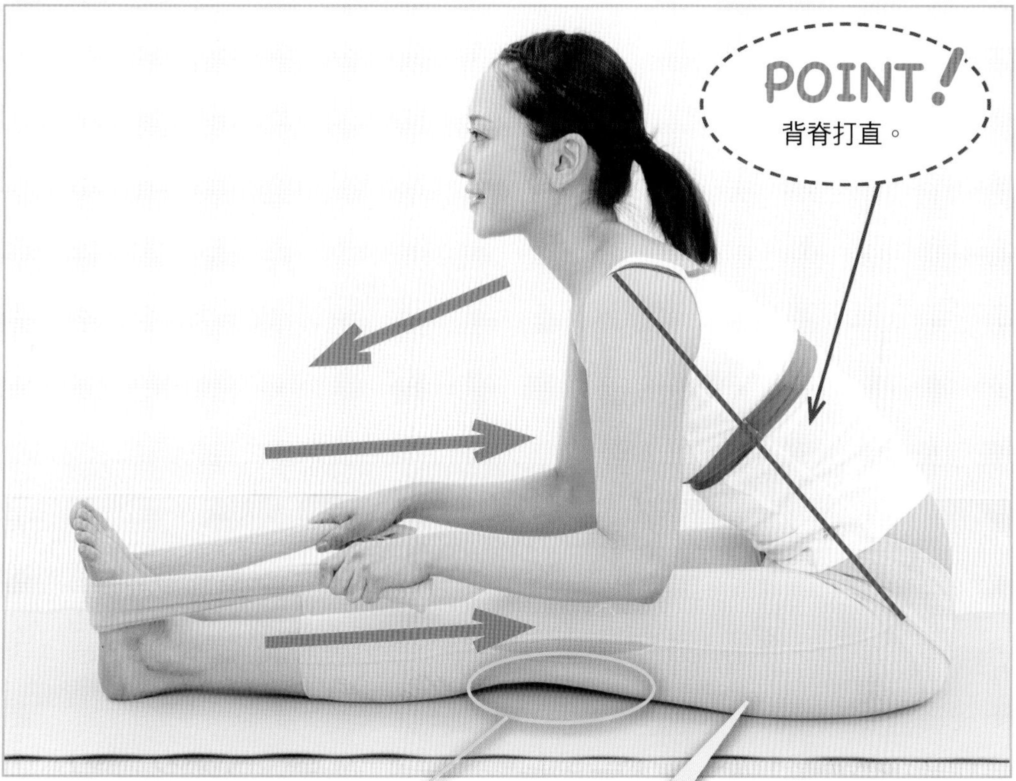

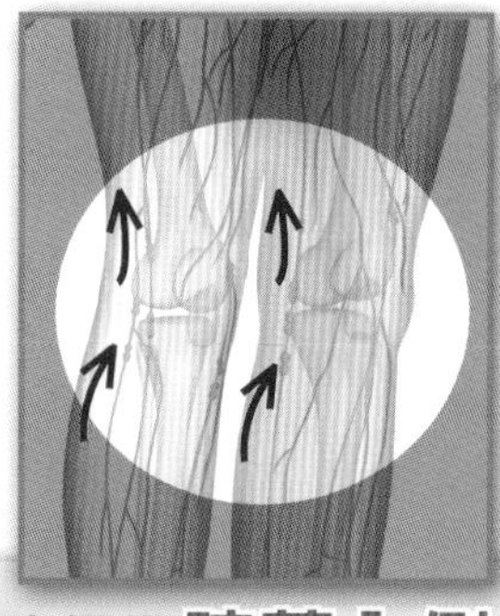

幫助促進膝蓋內側淋巴的流動

腳尖至小腿的淋巴皆匯聚於膝蓋內側的淋巴結。若是能夠促進此淋巴的流動，就可以幫助消除腿部水腫的情形。

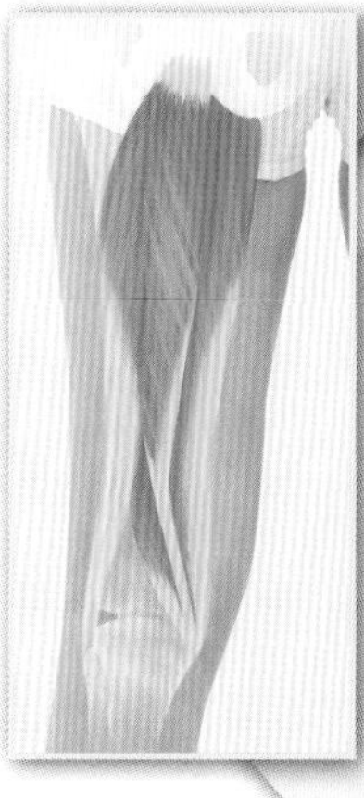

伸展大腿後肌

位於大腿內側，一個跨越髖關節與膝關節的肌肉。由股二頭肌、半腱肌 半膜肌所組成。若是透過進行伸展操促進以膝蓋內側等處的淋巴流動，就可以幫助打造緊實的腳踝。

幫助打造鮮明的背部、上臂曲線！

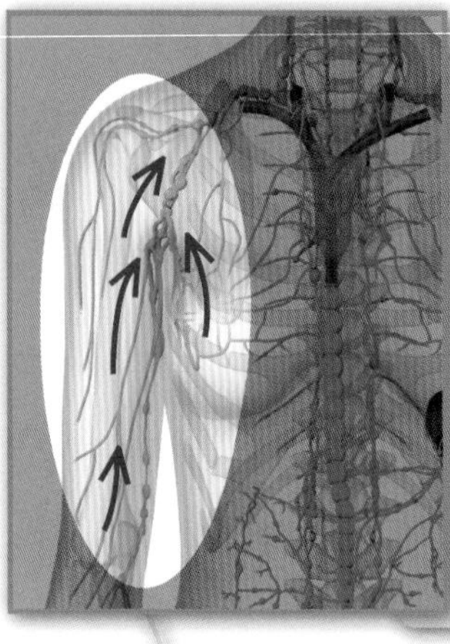

幫助促進手臂淋巴的流動

手部、前臂的微淋管皆集中於手肘，並從手肘與上肢淋巴會合之後，再一起流動至腋下淋巴管集中。而若是能促進淋巴流動，就可以幫助打造緊實的上臂，進而擺脫蝴蝶袖。

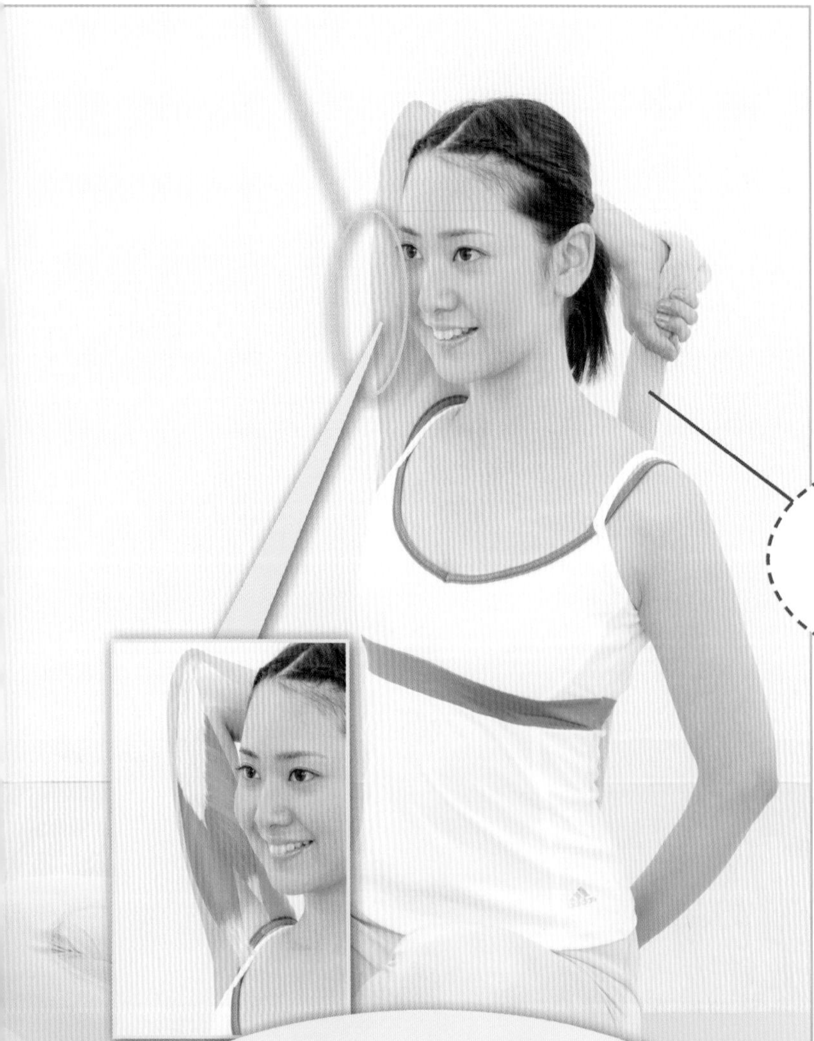

伸展上臂三頭肌

上臂三頭肌位於手臂內側，主要功用是負責伸展手肘。透過伸展操能夠幫助打造緊實的手臂，同時促進淋巴流動。

POINT！

將毛巾調整為方便握持的長度。

前

伸展上臂

以右手握持毛巾，右手肘朝上。左手則從下方握持毛巾。

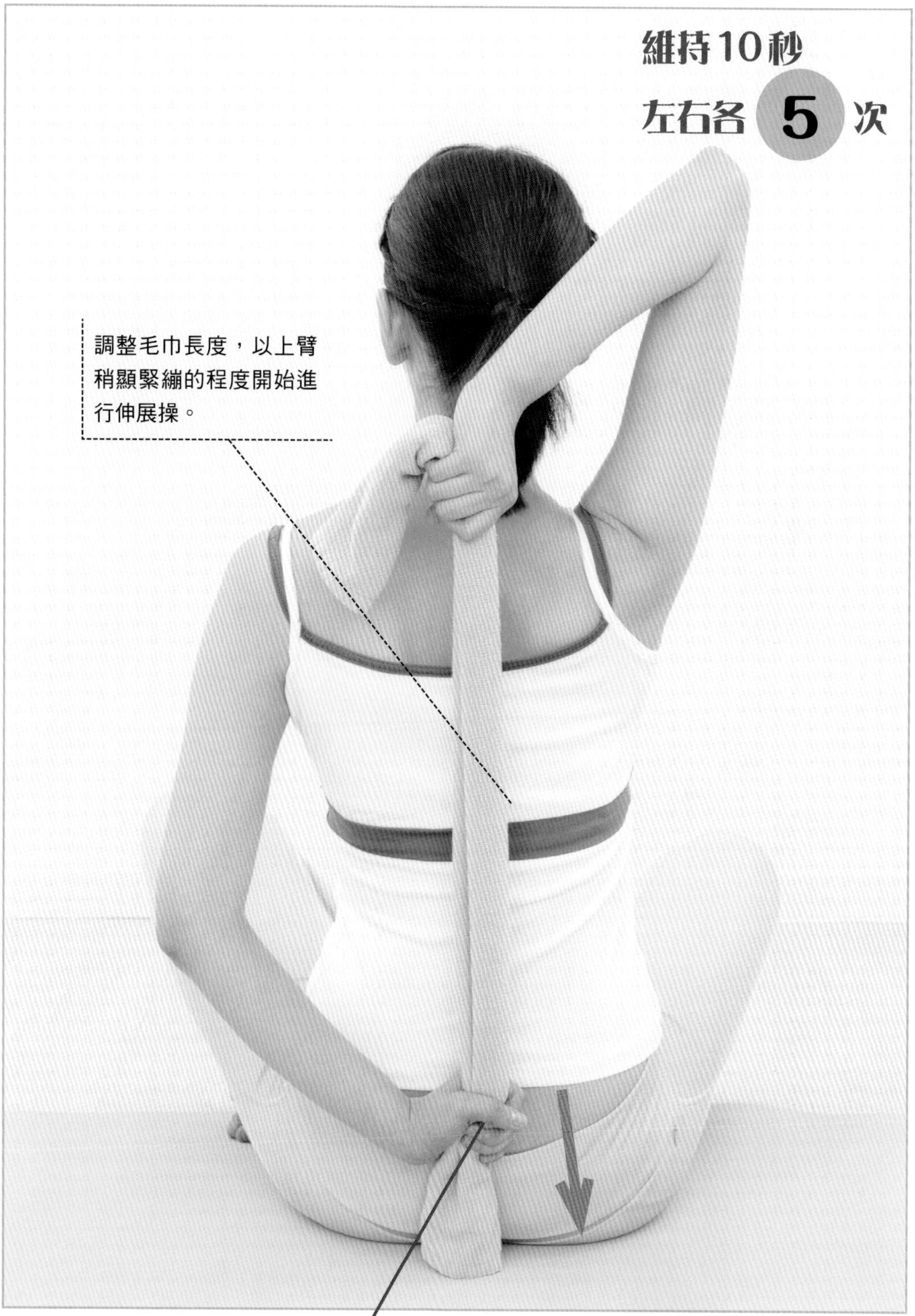
維持10秒
左右各 5 次
調整毛巾長度，以上臂稍顯緊繃的程度開始進行伸展操。

POINT!
緩緩地出力。

後

伸展背脊

以左手將毛巾向下拉，並維持此姿勢10秒。左右皆同。

幫助打造美麗的肩膀、背部、鎖骨曲線

step 1

手扶椅背，身體向前倒

手扶椅背，身體放鬆向前倒。
此時背脊打直，勿聳肩。

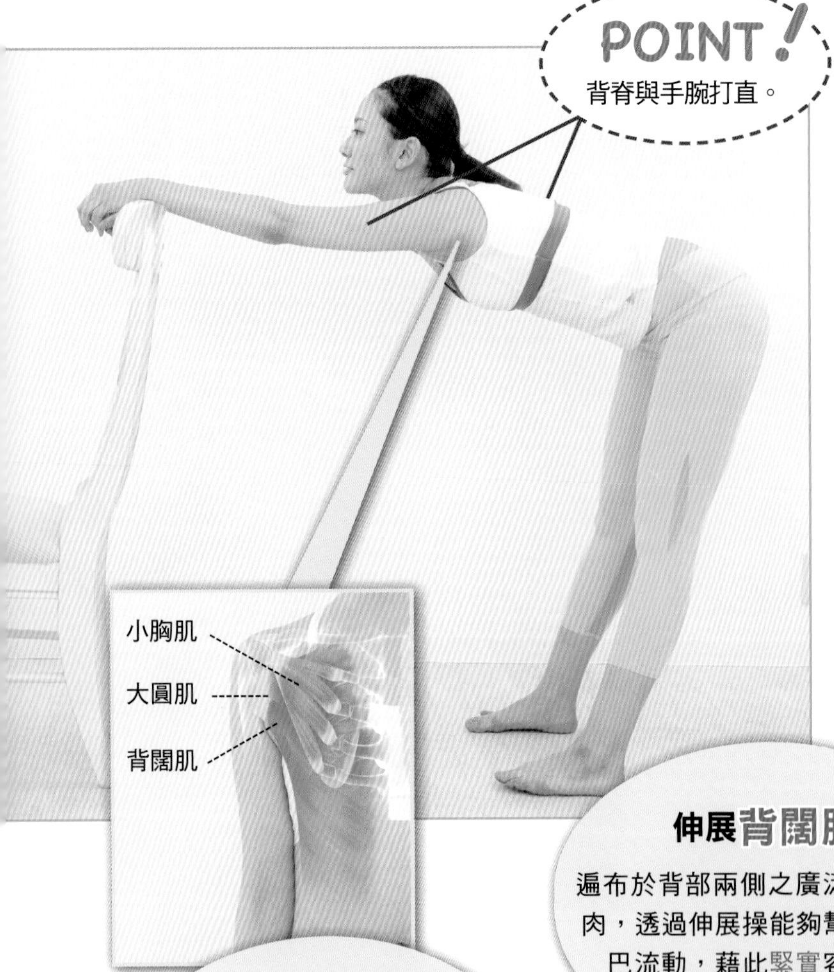
POINT!
背脊與手腕打直。
小胸肌
大圓肌
背闊肌

伸展背闊肌

遍布於背部兩側之廣泛面積的肌肉，透過伸展操能夠幫助促進淋巴流動，藉此緊實容易隆起的背部曲線。

伸展大圓肌

位於肩胛骨至肱骨，負責肩關節的伸展、內旋。透過伸展操能夠幫助消除肩膀周遭的水腫，並讓其動作變得更加順暢。

伸展小胸肌

位於胸大肌深處與肩胛下肌上層的肌肉。乃是負責活動肩胛骨的肌肉，當手腕內旋時會起到特別大的功用。透過伸展操能夠幫助促進肩膀至胸部的淋巴流動，進而緊實肩膀周遭的曲線。

step 2

維持10秒
共 5 組

伸展胸肌

仰頭，並加大上身向前倒的程度，同時伸展肩膀、背脊、胸大肌。

POINT！
身體向內折，
伸展胸大肌。

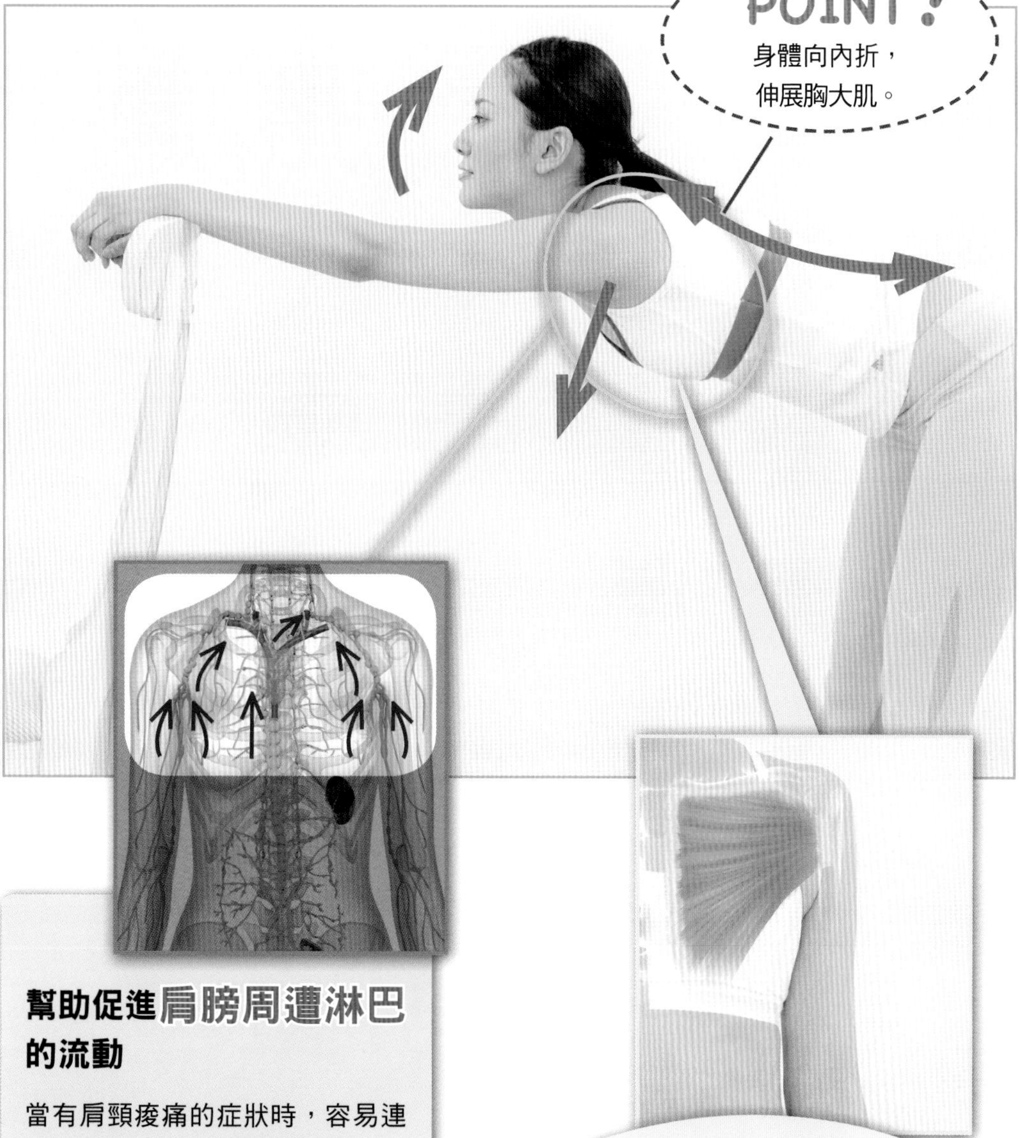

幫助促進肩膀周遭淋巴的流動

當有肩頸痠痛的症狀時，容易連帶出現淋巴流動滯塞的情形。若是能夠促進肩膀周遭淋巴的流動，就可以減輕肩膀痠痛的情況，同時打造輕盈無負擔的肩膀曲線，以及美麗的鎖骨曲線。

伸展胸大肌

位於胸部前側，呈扇形的大肌肉。主要負責將手臂從肩膀朝前推出。進行伸展操可以促進手臂至肩膀的淋巴流動，對於想要罩杯升級的女性而言可謂不可或缺。

在發展為鮪魚肚之前，打造緊實的下腹

幫助促進腹部深層淋巴的流動

位於腸道內的淋巴管會從小腸吸收幫助促進營養素吸收的脂質，除此之外，腹部的深層淋巴沿著動脈遍布，一旦給予按壓，就能夠刺激淋巴管與淋巴結，進而打造迷人的水蛇腰。

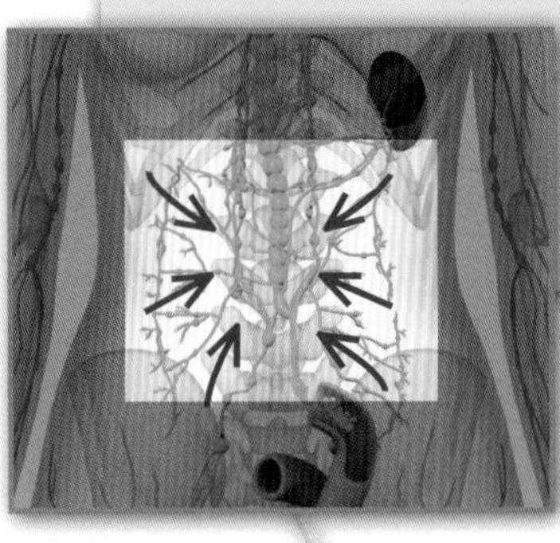

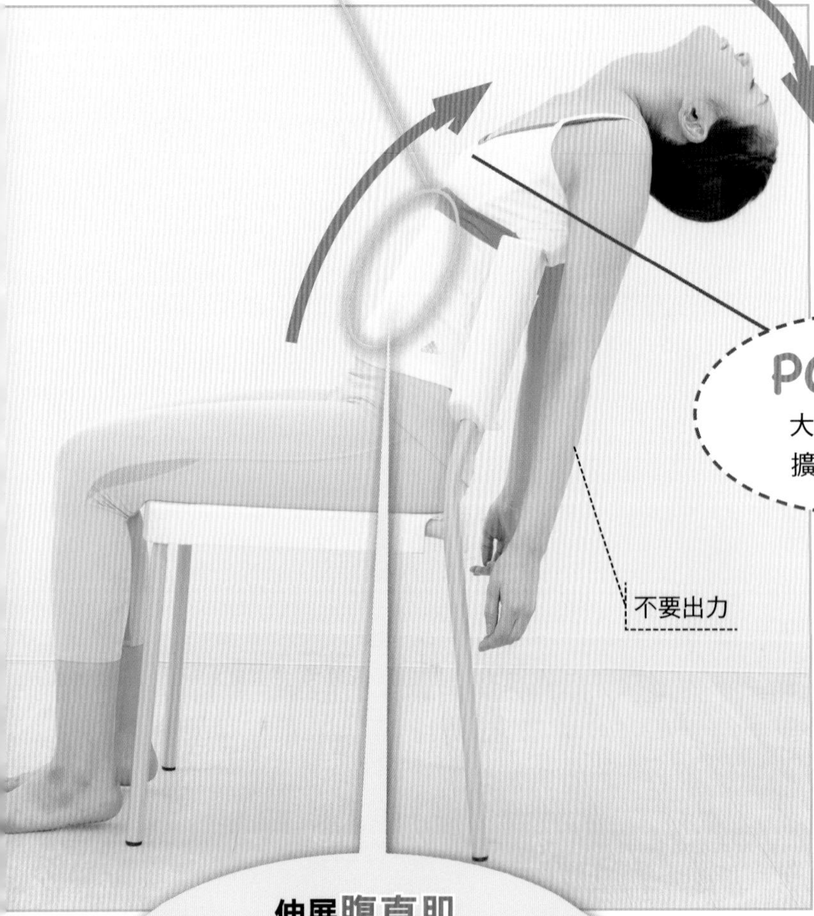

維持10秒
POINT！
大口吸氣，
擴張胸腔。
不要出力

伸展腹直肌

強健的腹直肌不僅可以打造緊實的下腹，更能夠幫助矯正姿勢。對於想要走路姿勢像是模特兒一樣美妙的女性來說，腹直肌相當重要。

step 1

放鬆上身

使用椅背向後伸展背脊。
此時也保持雙手放鬆。

step 2

step 1 → step 2
共 5 組

就像是在窺伺肚臍

拱背，將骨盆向後拉伸。

伸展豎脊肌

位於背脊兩側的粗壯肌肉，負責身體向後伸展等動作。透過伸展操能夠幫助打造背部到頸部的緊實曲線，並促進淋巴流動。

伸展背闊肌

遍布於背部兩側之廣泛面積的肌肉，透過伸展操能夠幫助促進淋巴流動，藉此緊實容易蓄積脂肪的背部曲線。

維持10秒

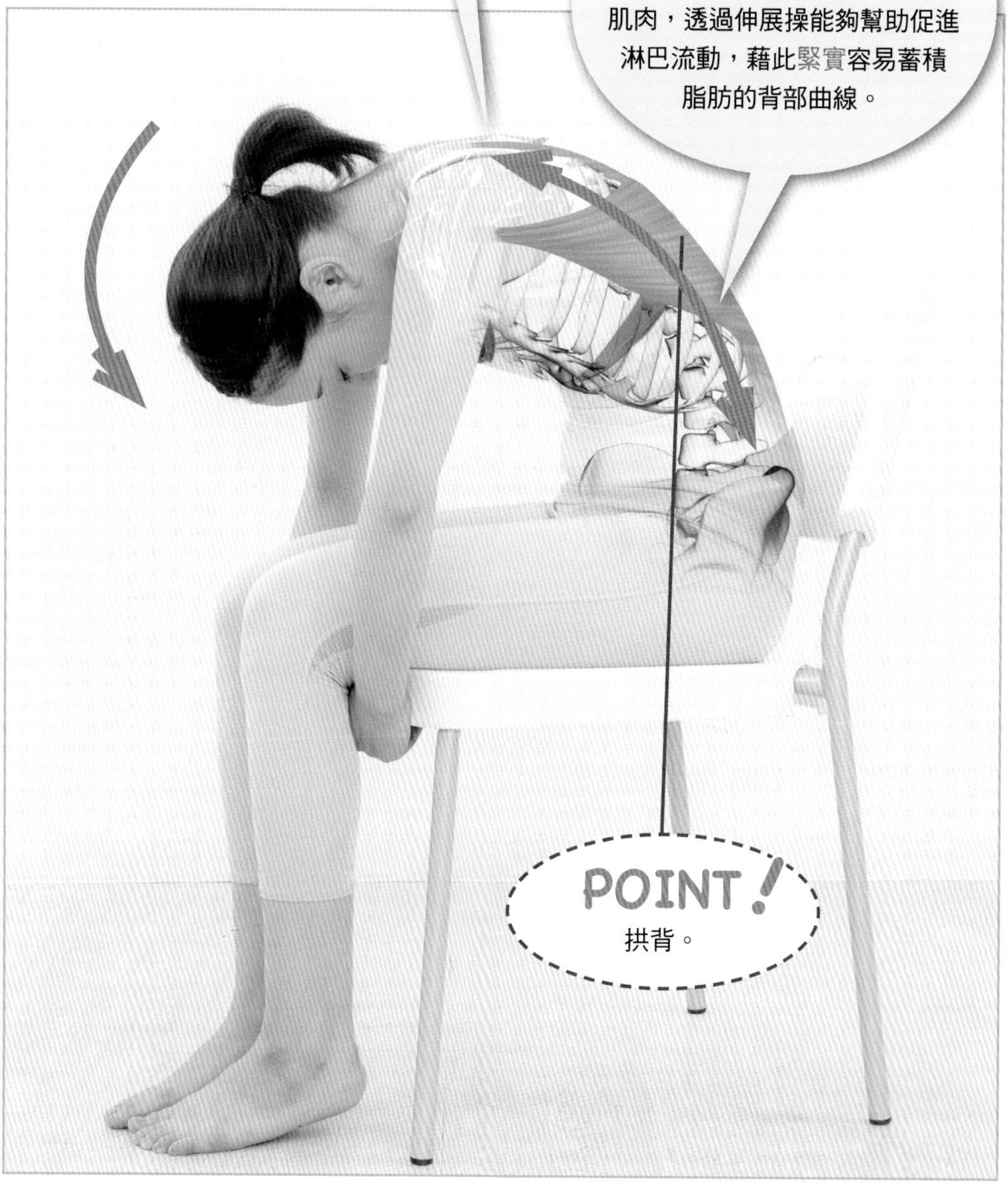

迅速獲得美腿效果！在洗澡時進行的伸展操

維持10秒
左右各 5 次

step 1

利用浴缸邊緣

單腳靠在浴缸邊緣伸展，另一隻腳則抱在身前。左右交替。

幫助促進膝蓋內側與腳踝淋巴的流動

「膝下淋巴結」位於膝蓋內側，在按摩時要抱持著讓淋巴流往此淋巴結的印象。此外由於腳踝的淋巴位於身體末梢，因此流動較差。而若是能夠促進腳踝的淋巴流動，就可以打造緊實的腳踝。

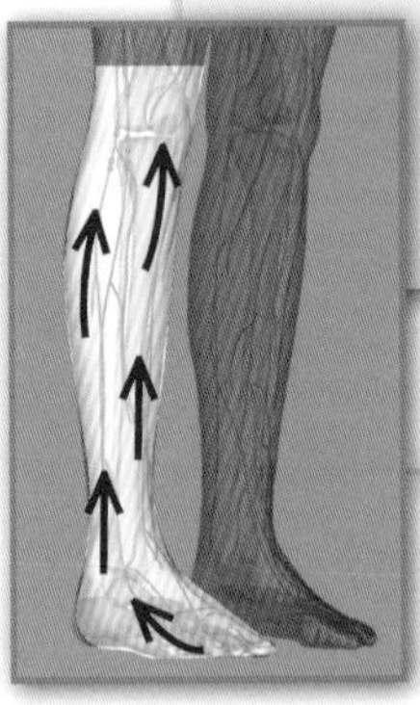

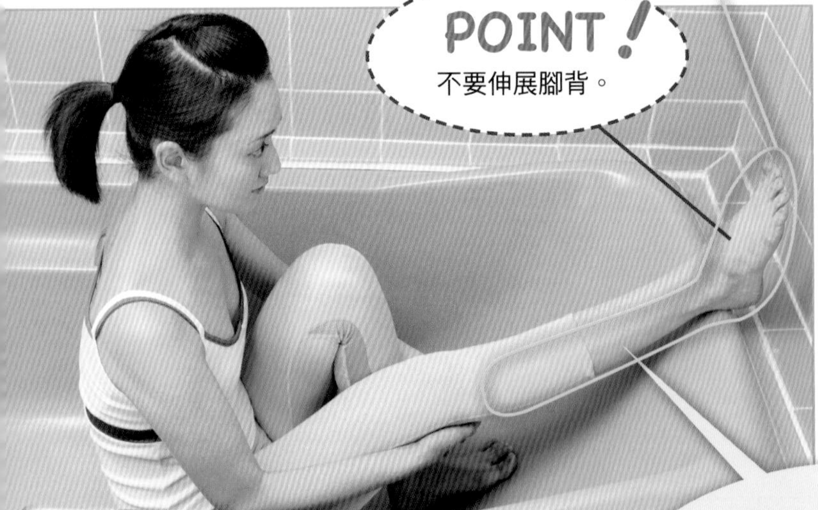

POINT！
不要伸展腳背。

伸展比目魚肌

位於腓腸肌下方，特徵是酷似比目魚的扁平狀。進行伸展操可以促進淋巴流動，並打造膝蓋到腳踝的緊實曲線。

伸展腓腸肌

位於大腿後方上側的肌肉，負責伸展腳踝。進行伸展操可以促進淋巴流動，從腳踝開始獲得緊實效果。

維持10秒
左右各 5 次

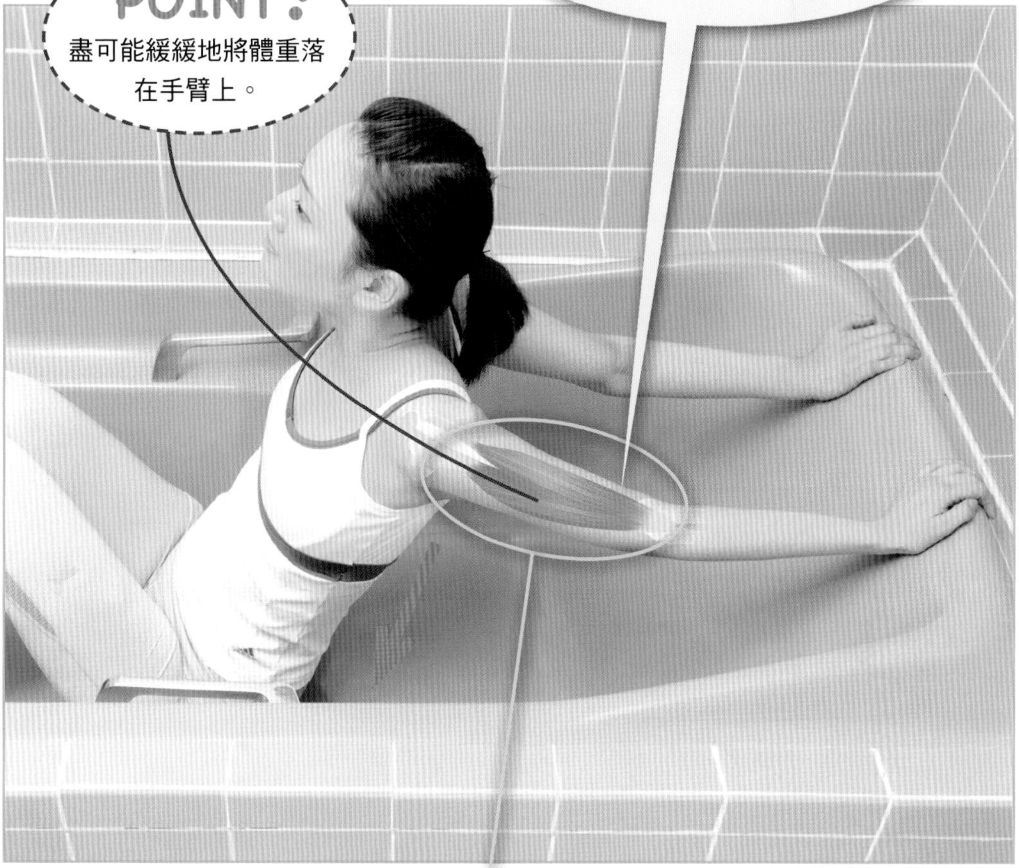
伸展上臂二頭肌
會形成「隆起塊狀肌肉」的肌肉。作用於手臂彎曲時。進行伸展操可以促進淋巴流動，並打造緊實的手臂。
POINT！
盡可能緩緩地將體重落在手臂上。

step 2

伸展手臂，並擴胸

手背朝上，靠在浴缸的邊緣。做擴胸動作，將體重落在背部至手臂上。

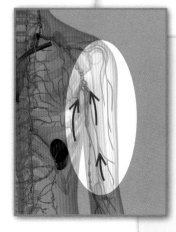

幫助促進手臂淋巴的流動

手部、前臂的微淋管皆集中於手肘，並從手肘與上肢淋巴會合之後，再一起流動至腋下淋巴管集中。而若是能促進淋巴流動，就可以幫助打造緊實的上臂，進而擺脫蝴蝶袖。

在洗澡時進行能夠讓效果倍增，有效打造緊實上身！

step 1

緩緩地伸展頸部

將毛巾墊在浴缸邊緣，再將頸部靠在毛巾上，向左右伸展。

維持10秒

左右各 3 次

伸展胸鎖乳突肌與頸闊肌

上述肌肉皆位於頸部，具有彎曲、旋轉頸部的功用。而進行伸展操能夠幫助打促進頸部到下顎的淋巴流動，並打造緊實的臉部曲線。

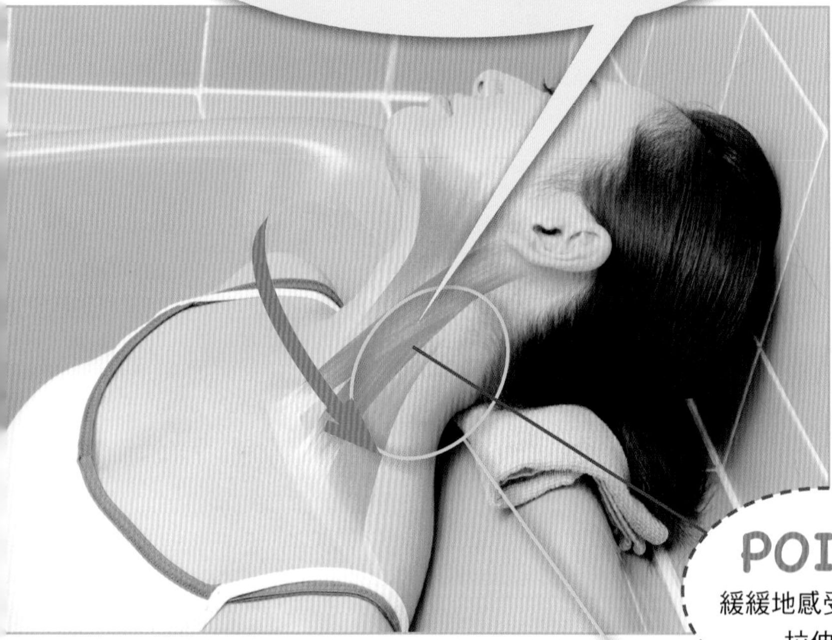

POINT！

緩緩地感受肌肉的拉伸。

幫助促進頸部淋巴的流動

頸部的左右側各有一條淋巴總管。其中的淋巴匯聚於鎖骨下靜脈，而若是能夠促進鎖骨周遭的淋巴流動，就可以獲得輕盈而無負擔的臉部與頸部曲線。

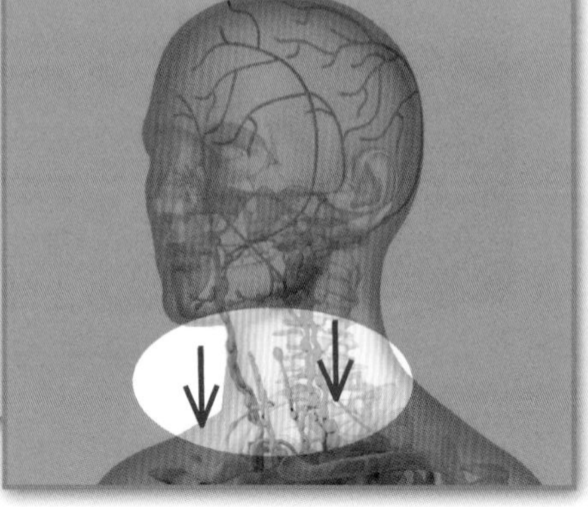

維持10秒
左右各 3 次

step 2

轉腰

屈膝坐下，雙手扶在浴缸邊緣，將身體向左與向右轉。

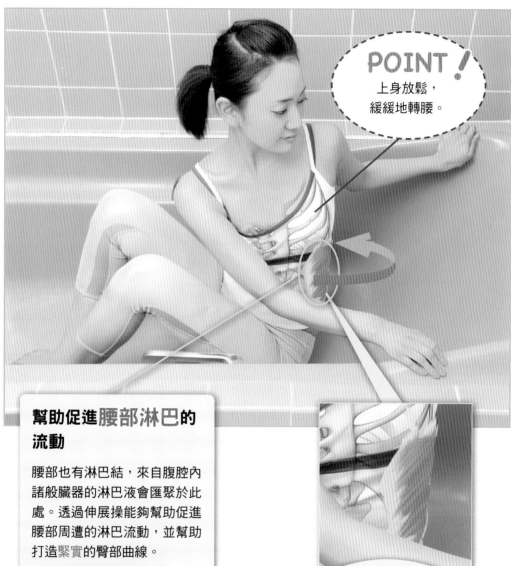

幫助促進腰部淋巴的流動

腰部也有淋巴結，來自腹腔內諸般臟器的淋巴液會匯聚於此處。透過伸展操能夠幫助促進腰部周遭的淋巴流動，並幫助打造緊實的臀部曲線。

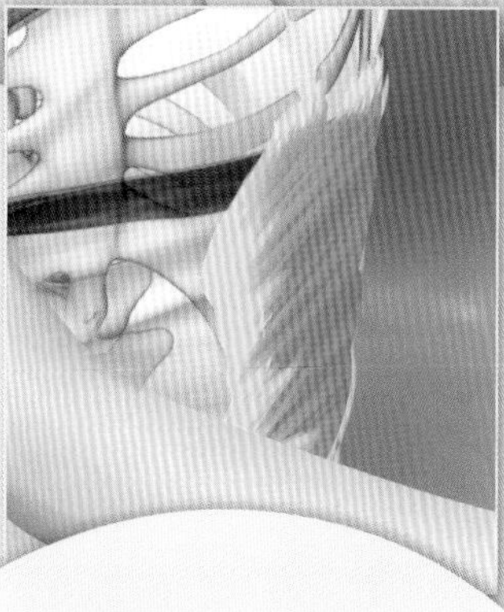

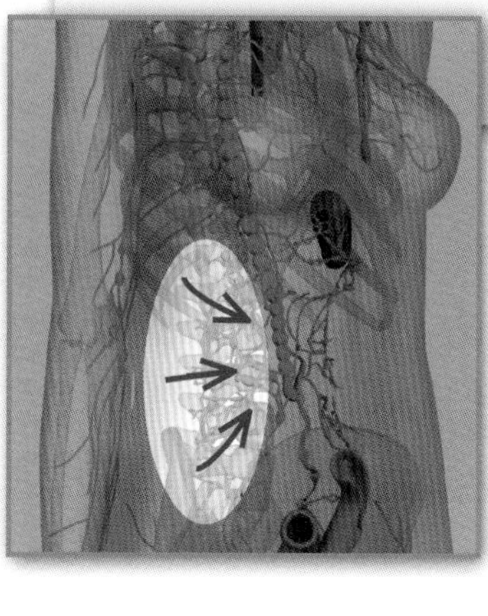

伸展腹內斜肌與腹外斜肌

為位於側腹的肌肉，又可分為位於表層的腹外斜肌，以及位於深層的腹內斜肌。透過伸展操能夠幫助打造緊實的腰圍，同時促進腋下至側腹的淋巴流動。

讓腰部周圍輕盈而無負擔，在睡眠過程中燃脂！

1

雙膝屈起

呈臥姿，雙膝曲起，雙手橫放張開，掌心朝下，臉部朝天。

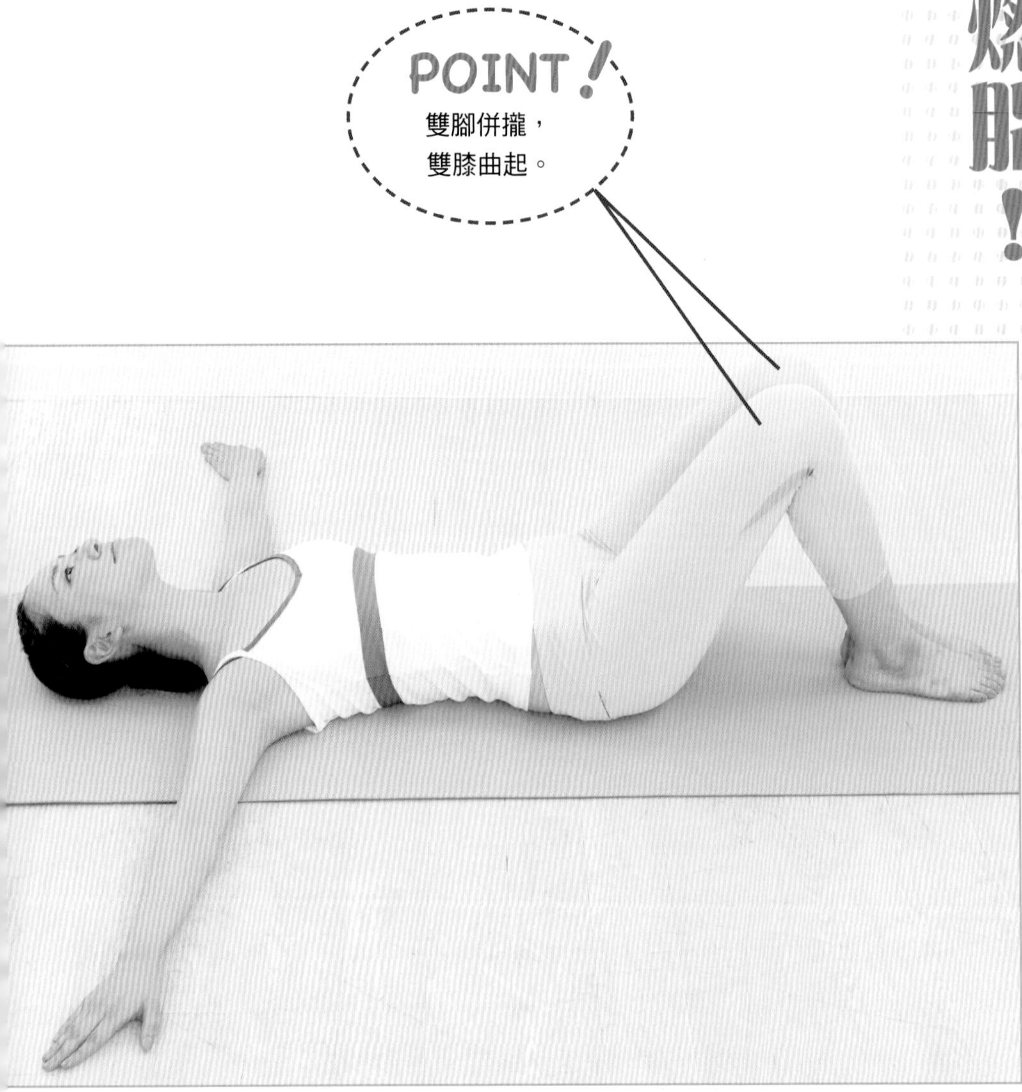

2→3 × 5 組

2 頸部與膝蓋朝反方向

頸部往右彎時，膝蓋則併攏並緩緩地往左倒。

維持10秒

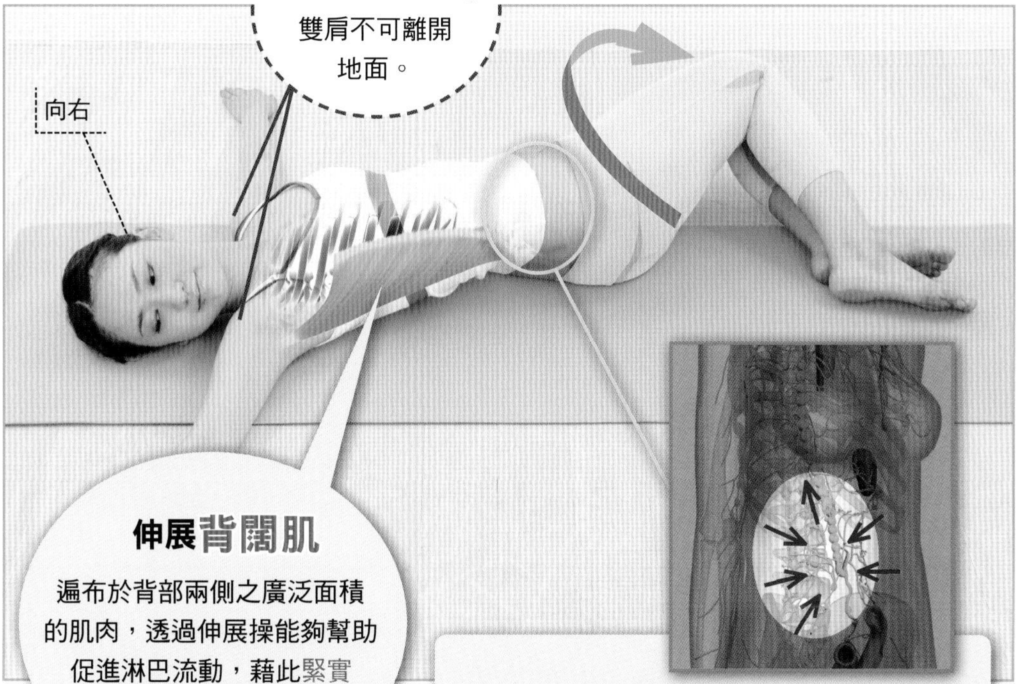

POINT！
雙肩不可離開地面。

伸展背闊肌

遍布於背部兩側之廣泛面積的肌肉，透過伸展操能夠幫助促進淋巴流動，藉此緊實容易隆起的背部曲線。

幫助促進腰部與腹部淋巴的流動

腰部有腰部淋巴結，若是能促進其流動，就可以減少腰部周遭水腫的情形，同時產生預防腰痛的效果。除此之外，來自內臟的淋巴也匯聚於腹部淋巴，若是能促進其流動，就可以消除腹部周遭鬆弛的情形。

維持10秒

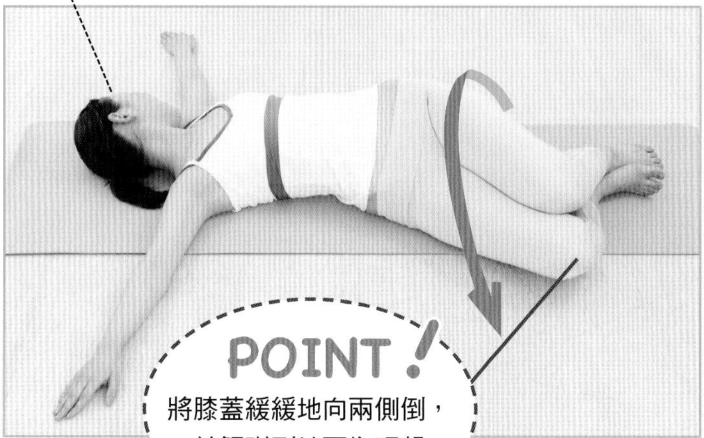

POINT！
將膝蓋緩緩地向兩側倒，並觸碰到地面為理想做法！

3 緩緩地向右倒

這次改將頸部往左彎，膝蓋則併攏並緩緩地向右倒。

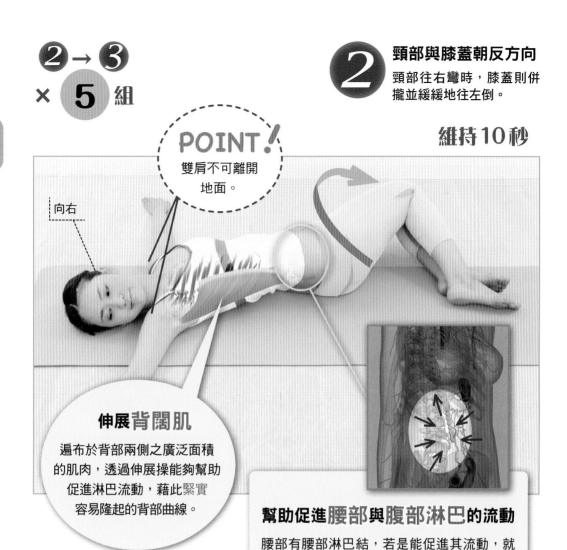

讓腹部輕盈而無負擔，在就寢前進行的伸展操

維持10秒

POINT！
全身確實打直。

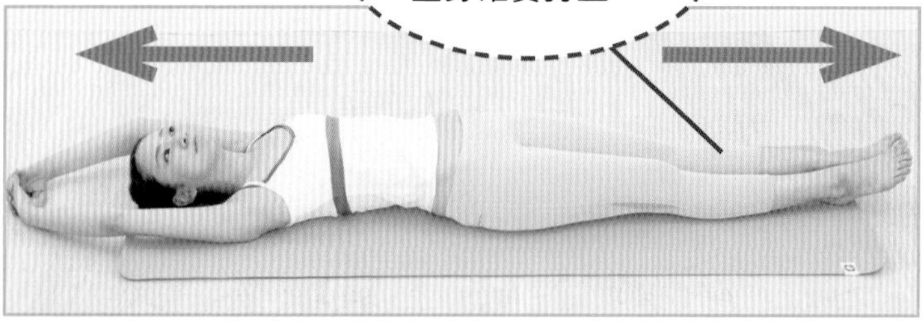

1 呈仰躺，身體打直

呈仰躺，雙手合握於頭上，並將身體打直。

維持10秒

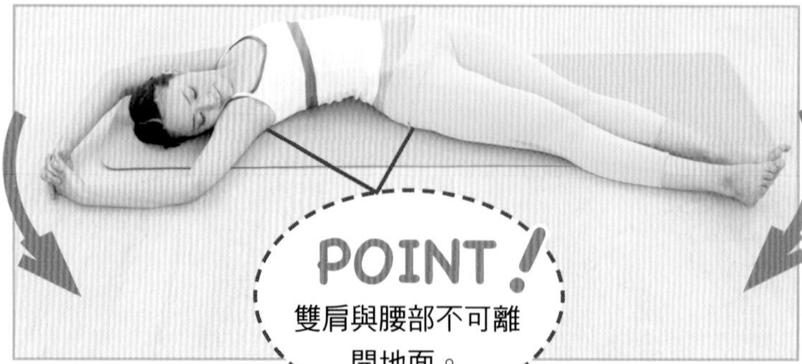

POINT！
雙肩與腰部不可離開地面。

2 將維持打直狀態的身體向兩側扭轉

緩緩地將身體向右扭轉後，改向左扭轉

維持10秒

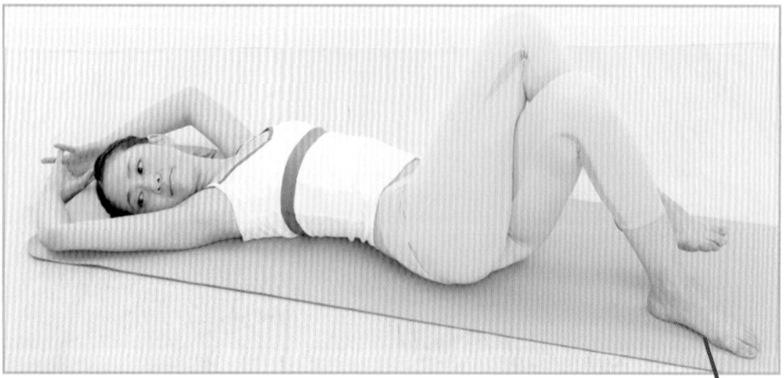

3 翹腳

接下來翹右腳。

POINT！
左腳腳掌確實貼緊地面。

4 將腿部向兩側倒

臉朝向右側，腿部則向相反方向的左側倒，並維持10秒。過程中需確實伸展身體側面。右側亦同。

左右各維持10秒 共 5 組

POINT!
雙肩不可離開地面。

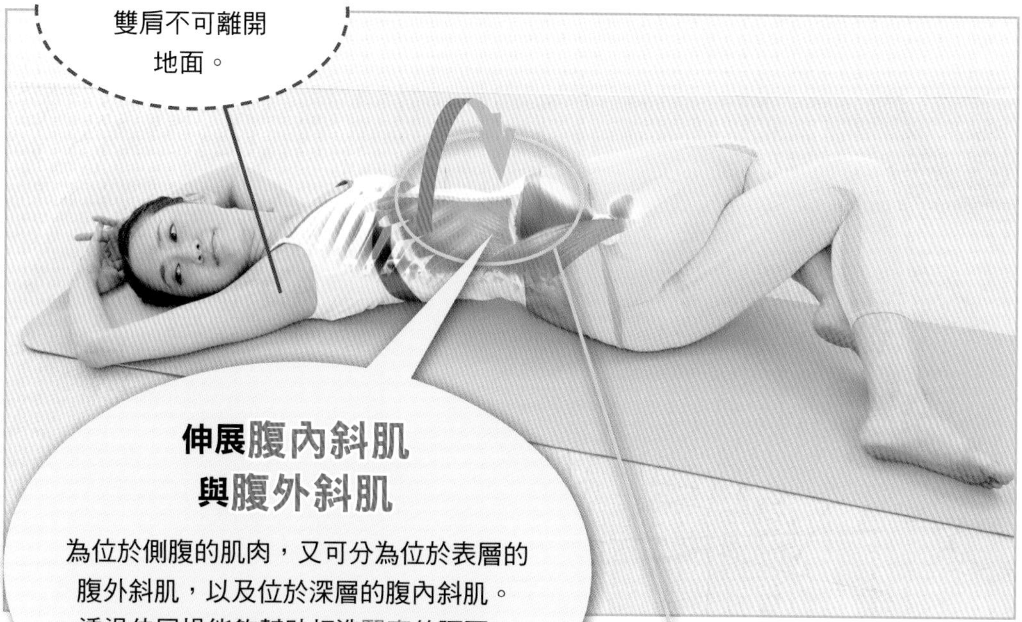

伸展腹內斜肌與腹外斜肌

為位於側腹的肌肉，又可分為位於表層的腹外斜肌，以及位於深層的腹內斜肌。透過伸展操能夠幫助打造緊實的腰圍，同時促進腋下至側腹的淋巴流動。

伸展腸腰肌

位於下腹深處的紅肌（內在肌），透過伸展操能夠幫助緊實腹部至腰部的曲線，並促進下身淋巴流動。

幫助促進腰部與腹部淋巴的流動

腰部有腰部淋巴結，若是能促進其流動，就可以減少腰部周遭水腫的情形，同時產生預防腰痛的效果。除此之外，來自內臟的淋巴也匯聚於腹部淋巴，若是能促進其流動，就可以消除腹部周遭鬆弛的情形，進而打造緊實的腰圍。

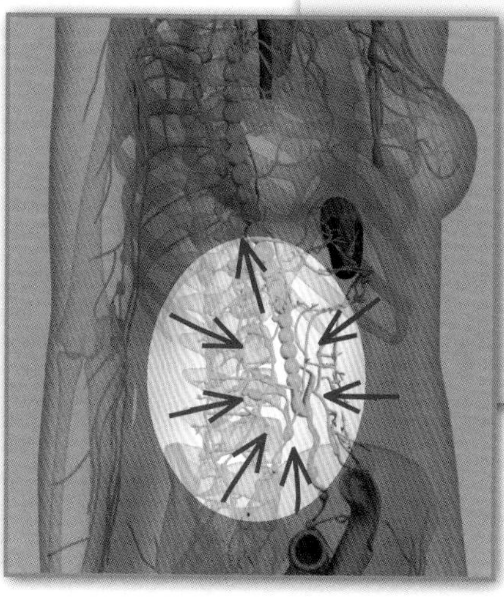

chapter 3

幫助瘦個別部位的淋巴伸展操

讓我們透過淋巴伸展操刺激令人在意的身體部位，

藉此獲得更加美麗且玲瓏有緻的身體曲線吧。

此外再進一步地刺激深層淋巴，

並鍛鍊內在肌，就可以讓各部位的緊實效果更加提升。

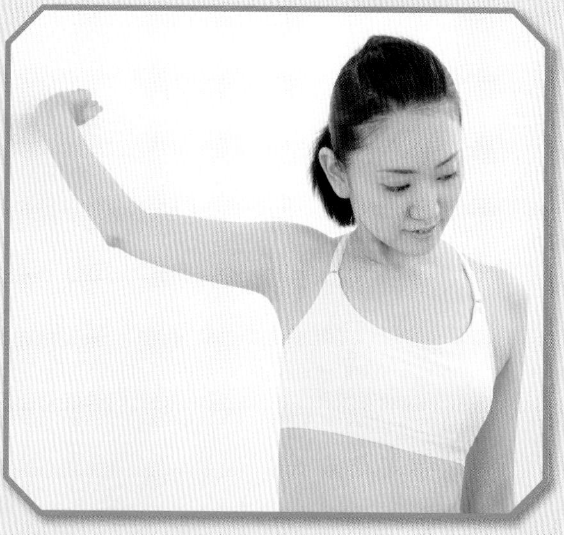

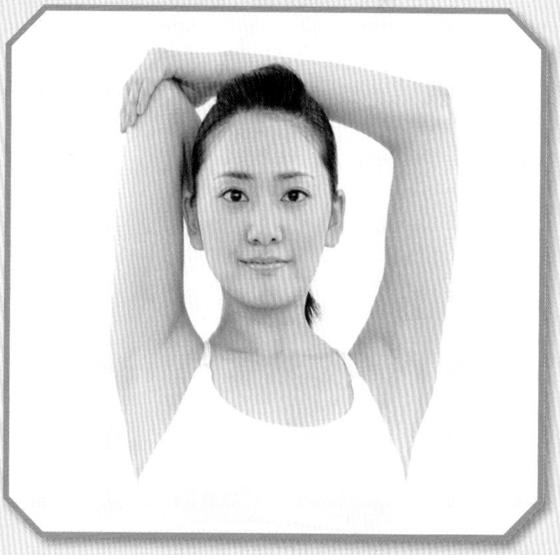

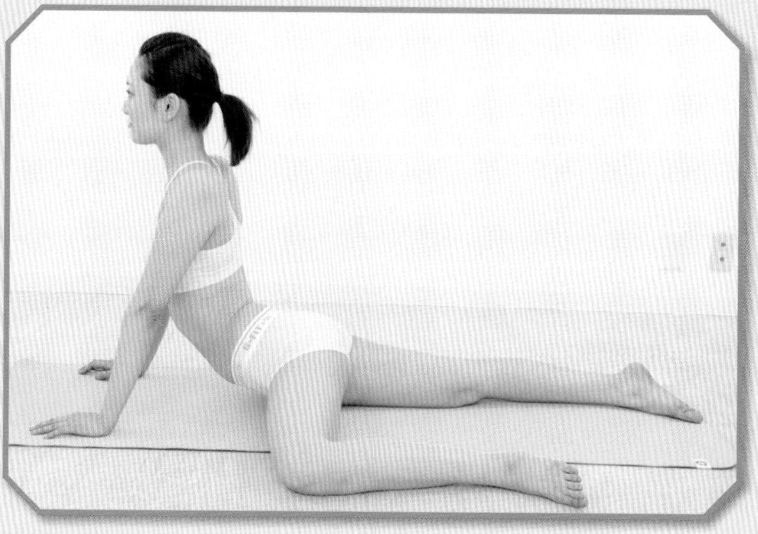

打造輕盈而無負擔的緊實背部

維持10秒

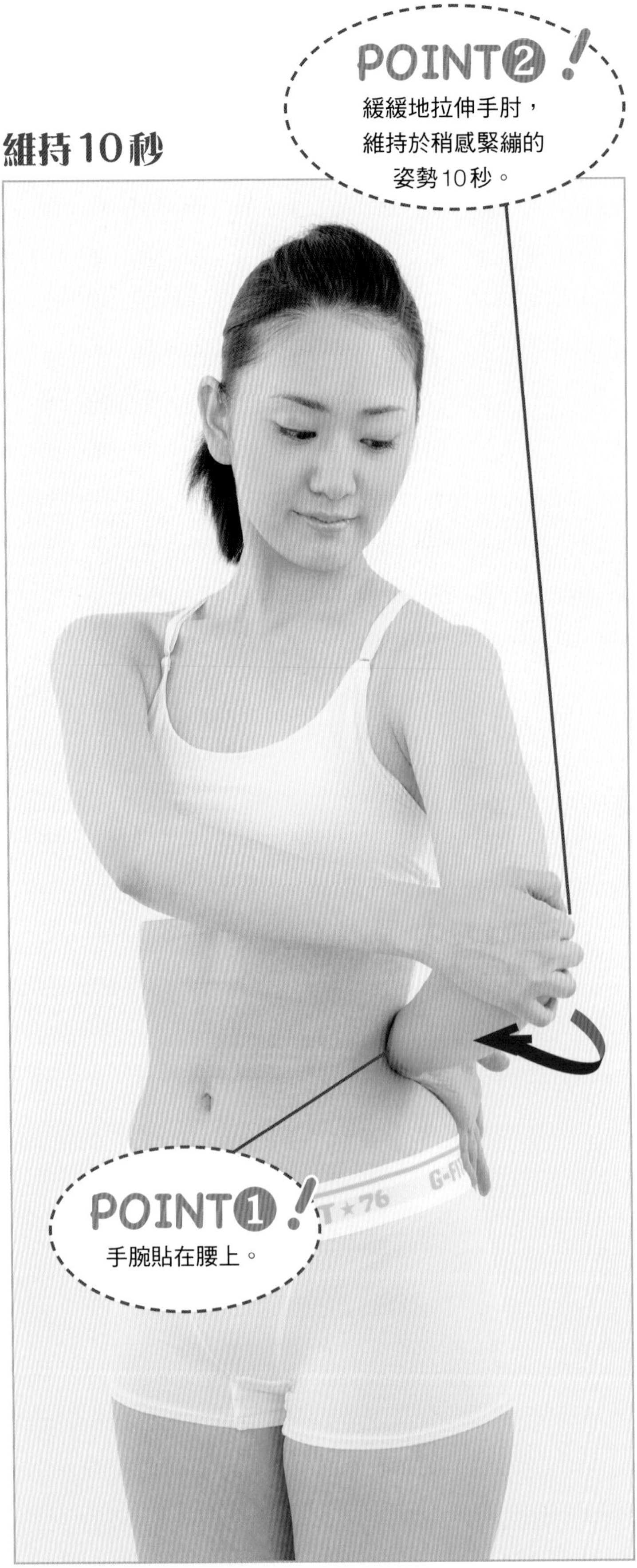
POINT❷！
緩緩地拉伸手肘，
維持於稍感緊繃的
姿勢10秒。
POINT❶！
手腕貼在腰上。

前

單手放在腰部後方

單手放在腰部後方，手腕貼在腰部，腋下張開，手肘離開身體。

維持10秒
左右各 5 次

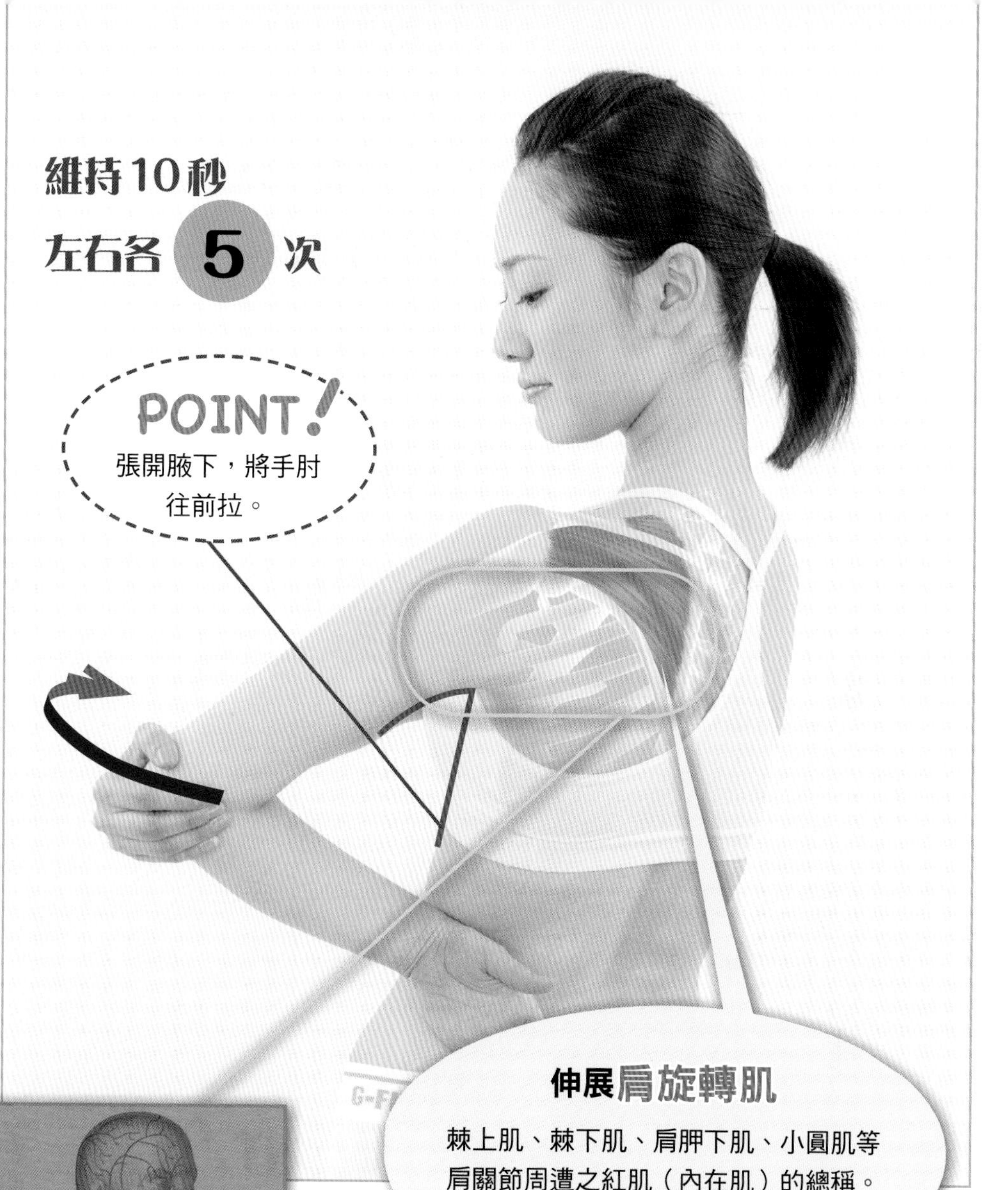

POINT!
張開腋下，將手肘往前拉。

伸展肩旋轉肌

棘上肌、棘下肌、肩胛下肌、小圓肌等肩關節周遭之紅肌（內在肌）的總稱。伸展此肌群能夠促肩膀周遭與腋下淋巴流動。

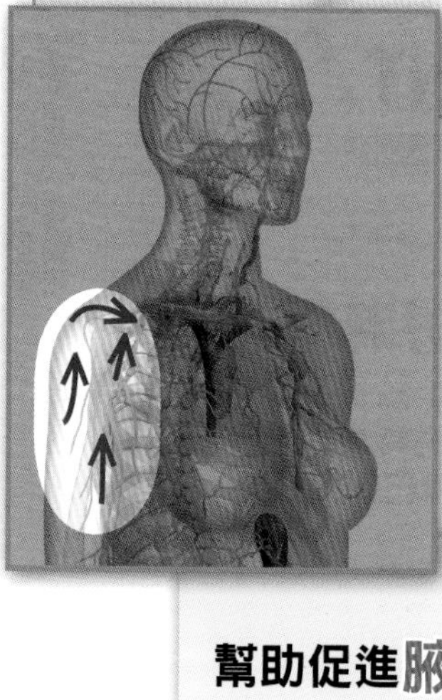

幫助促進腋下周遭淋巴的流動

腋下周遭匯聚有來自肩膀、手臂、胸部、上腹等處的淋巴液，是座落有大量淋巴結的重要位置。若是能促進此處的淋巴流動，就能夠幫助打造緊實而清爽的肩膀、腋下、背部曲線。

後

將手肘向前拉

固定手腕，透過槓桿原理就能夠以輕微的拉伸力道獲得極大效果。

消除頸部皺紋，打造輕盈而無負擔的緊實頸部曲線

■以站姿進行的淋巴伸展操

伸展胸鎖乳突肌

屬於頸部肌肉之一，負責彎曲、旋轉頸部。若是能夠透過伸展操促進頸部到下顎等處的淋巴流動，就可以幫助打造緊實的頸部與臉部曲線。

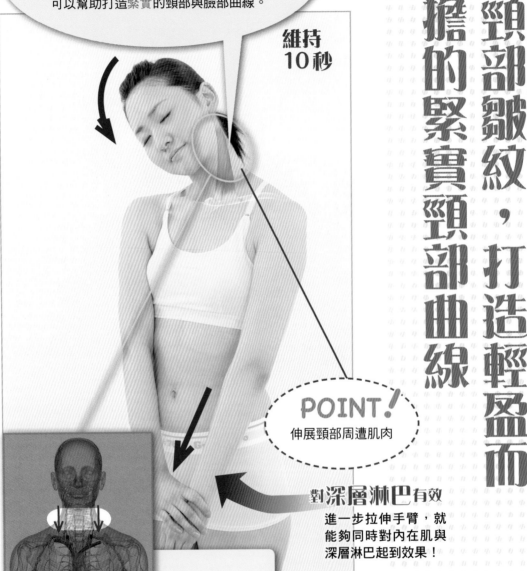

POINT!

伸展頸部周遭肌肉

對深層淋巴有效

進一步拉伸手臂，就能夠同時對內在肌與深層淋巴起到效果！

幫助促進頸部至肩膀的淋巴流動

頸部的右側與左側分別有一條淋巴總管。該處淋巴匯入鎖骨下靜脈，若是能促進此處的淋巴流動，就能夠幫助打造清爽的臉部至頸部曲線。

呈站姿，頸部向左右側傾

肩膀放鬆，頸部向左右側傾。頸部側傾方向的手則握持於相反方向的手腕，並向下拉伸。

■以坐姿進行的淋巴伸展操

左右各 **5** 次

維持10秒

POINT！
伸展至稍顯緊繃的程度後，維持10秒。
對深層淋巴有效
抓住椅側，就能夠同時對內在肌與深層淋巴起到效果！

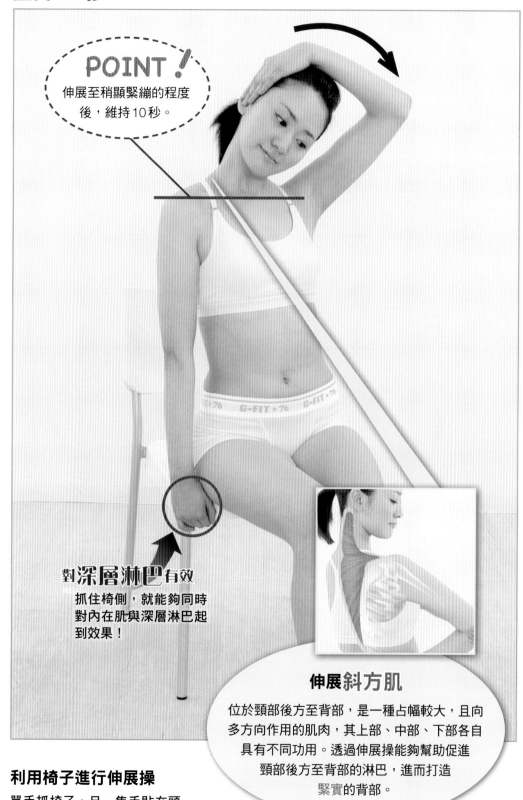

伸展斜方肌

位於頸部後方至背部，是一種占幅較大，且向多方向作用的肌肉，其上部、中部、下部各自具有不同功用。透過伸展操能夠幫助促進頸部後方至背部的淋巴，進而打造緊實的背部。

利用椅子進行伸展操

單手抓椅子，另一隻手貼在頭部側邊，緩慢地往側邊傾倒。

打造輕盈而無負擔的緊實上臂（初級篇）

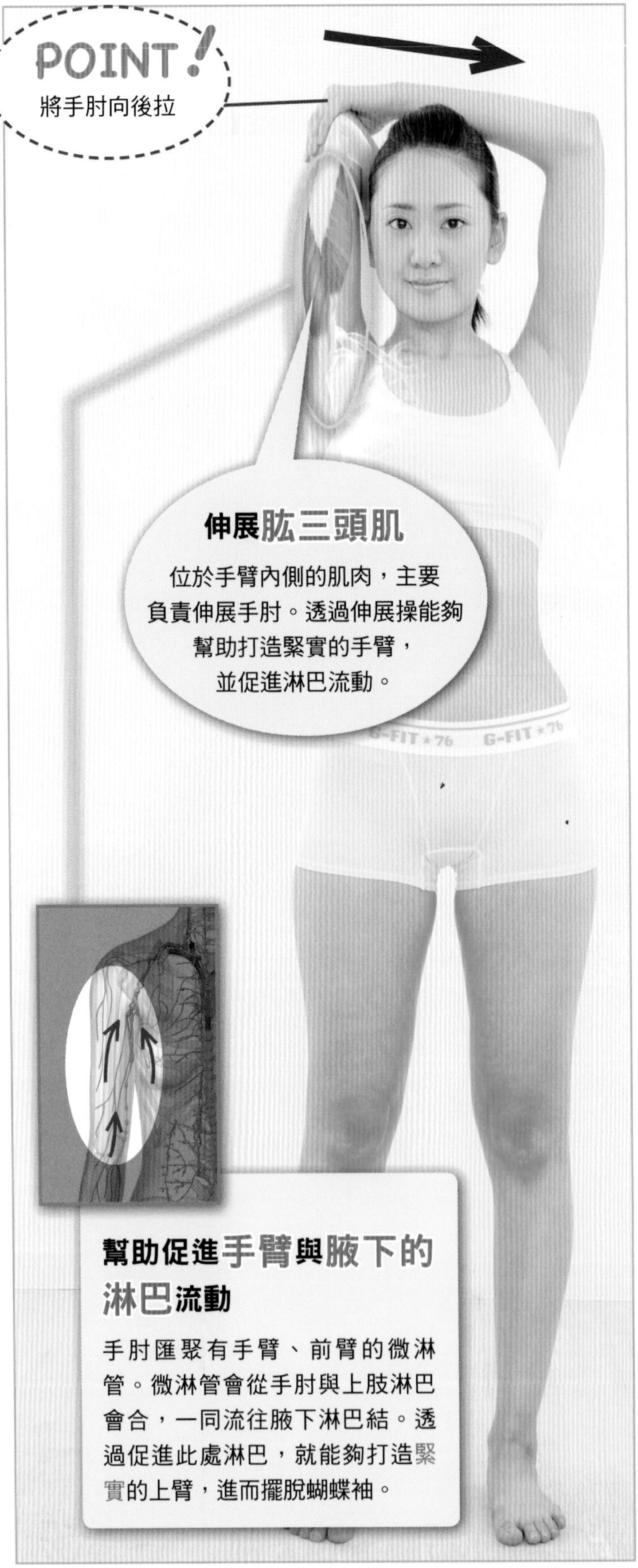

POINT！

將手肘向後拉

伸展肱三頭肌

位於手臂內側的肌肉，主要負責伸展手肘。透過伸展操能夠幫助打造緊實的手臂，並促進淋巴流動。

幫助促進手臂與腋下的淋巴流動

手肘匯聚有手臂、前臂的微淋管。微淋管會從手肘與上肢淋巴會合，一同流往腋下淋巴結。透過促進此處淋巴，就能夠打造緊實的上臂，進而擺脫蝴蝶袖。

前

確實拉伸彎曲的手肘

將彎曲的手肘擺放於頭上，並確實拉伸

維持10秒
左右各 5 次
伸展至稍顯緊繃的程度後，維持10秒
POINT!
手掌放鬆自然下垂。
後
同時伸展手肘與肩膀
緩慢地伸展手肘關節與肩關節。

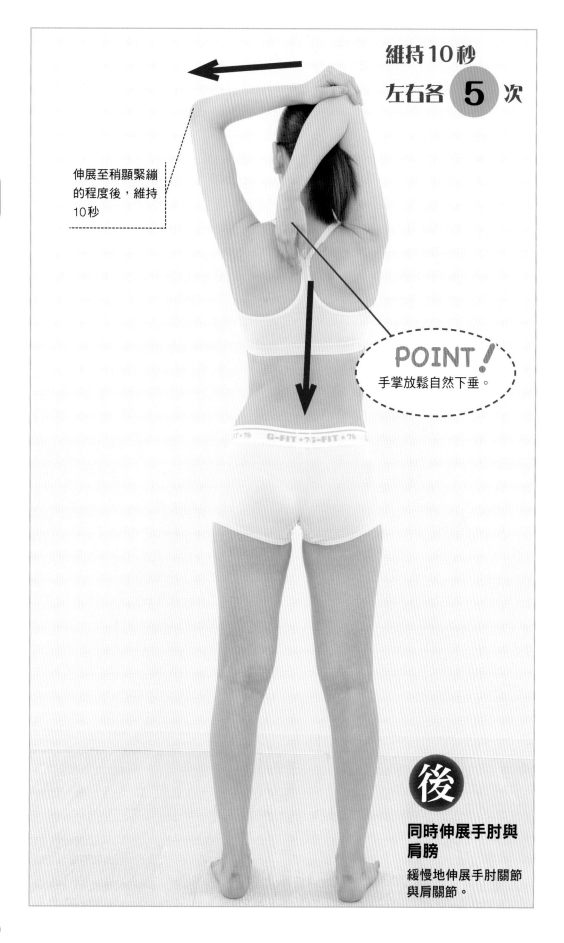

打造輕盈而無負擔的緊實上臂（上級篇）

POINT❶！
手肘抵於牆面，
上臂打直。

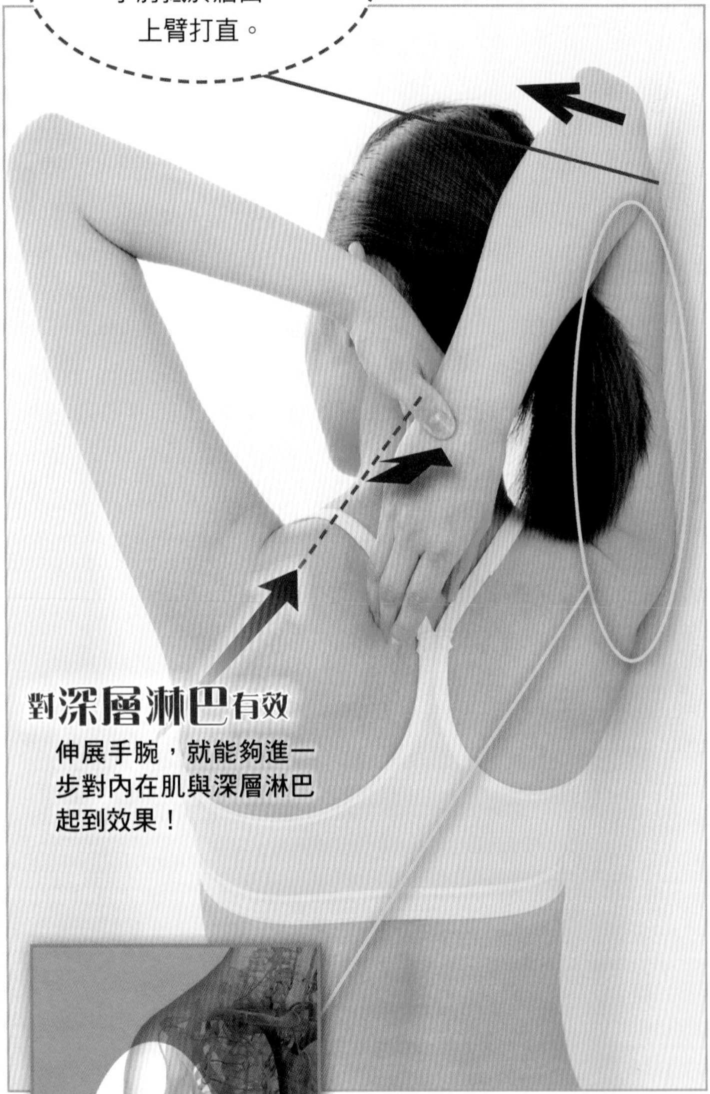

對深層淋巴有效

伸展手腕，就能夠進一步對內在肌與深層淋巴起到效果！

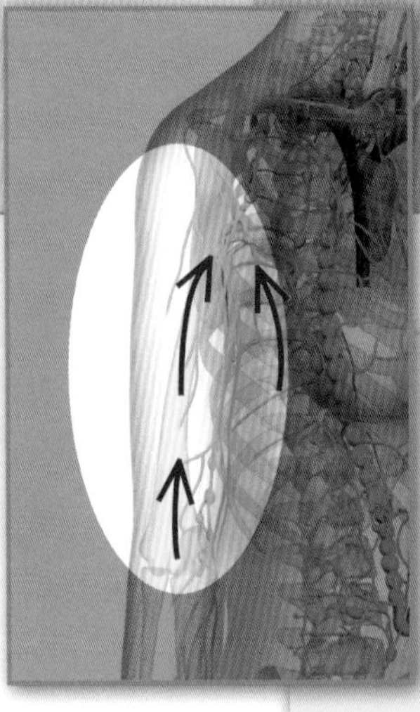

幫助促進手臂淋巴流動

手肘匯聚有手臂、前臂的微淋管。微淋管會從手肘與上肢淋巴會合，一同流往腋下淋巴結。透過促進此處淋巴，就能夠打造緊實的上臂，進而擺脫蝴蝶袖。

將手肘按壓抵於牆面

單手高舉過頂，將手肘彎曲底於牆面，並以另一側的手按壓手腕，藉此增加效果。

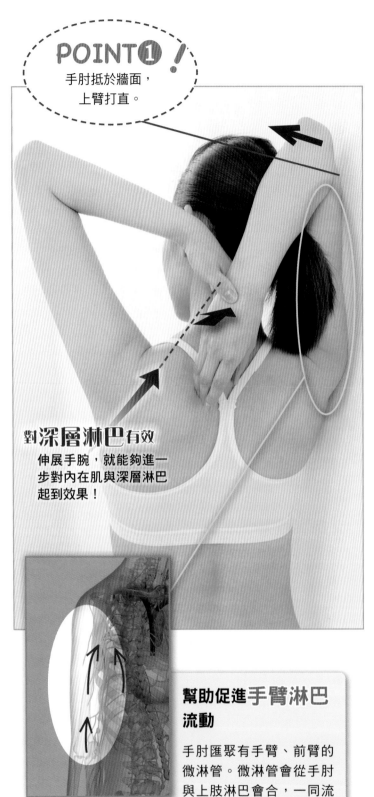

維持10秒
左右各 5 次

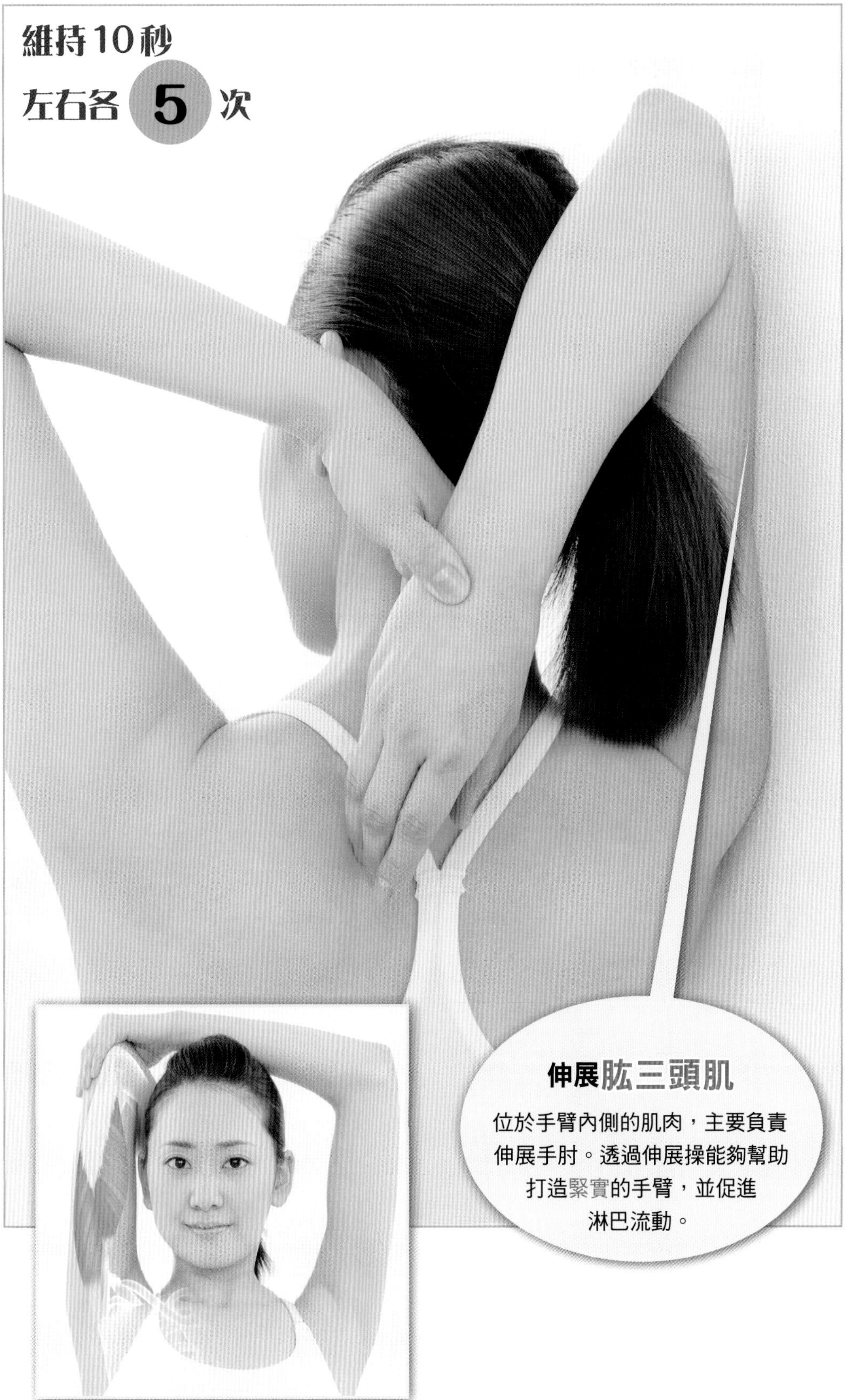

伸展肱三頭肌

位於手臂內側的肌肉，主要負責伸展手肘。透過伸展操能夠幫助打造緊實的手臂，並促進淋巴流動。

伸展肩膀藉此獲得豐胸效果（初級篇）

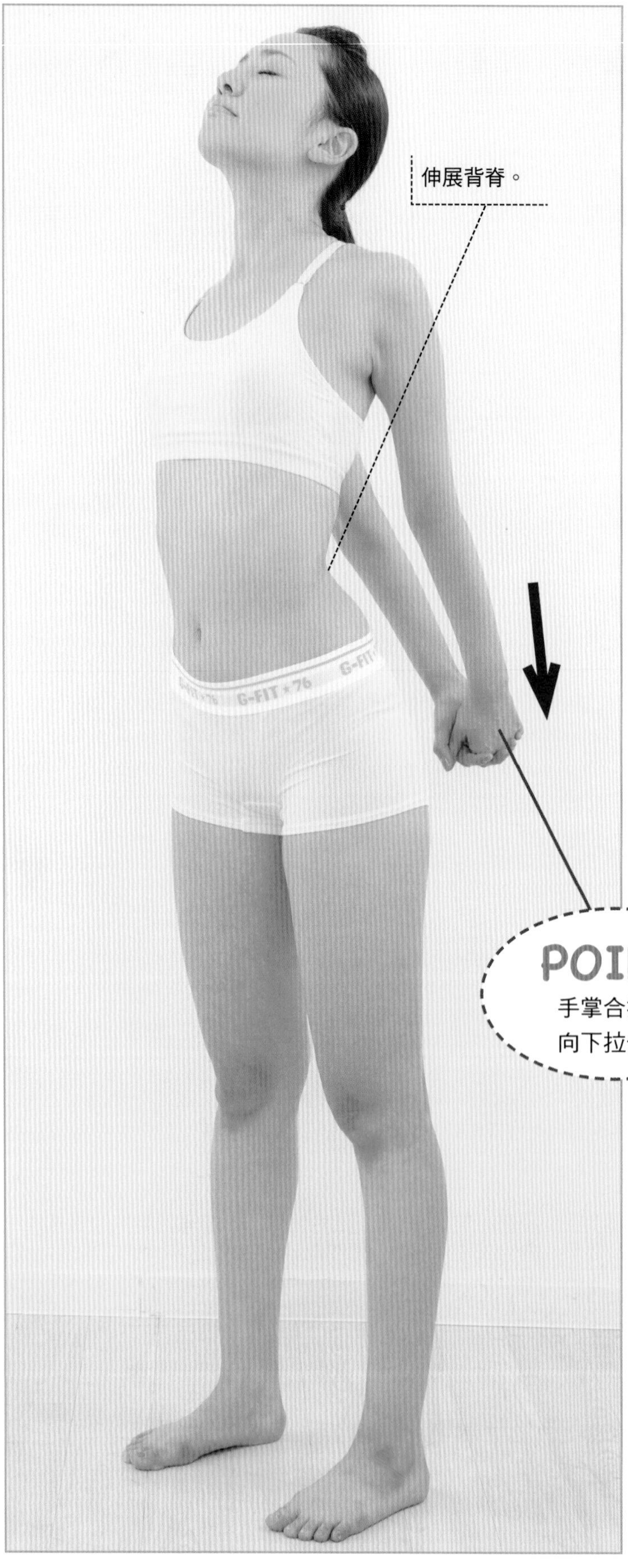

step 1

雙手用力向後拉伸

呈站姿，雙腳打開，背脊打直。之後擴胸，手掌合握，並向下拉伸。

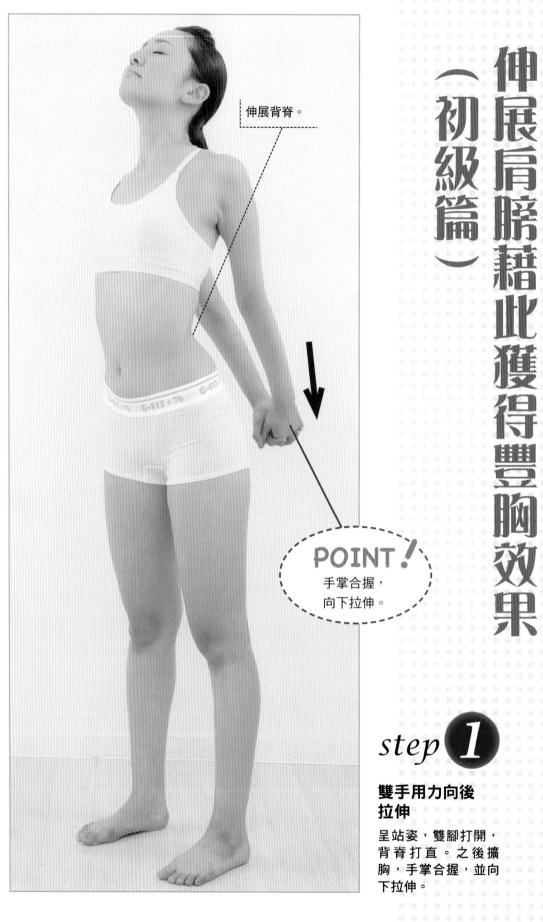

step 2

對深層淋巴有效

舉高呈合握狀的雙手，
藉此讓肩胛骨向內收。

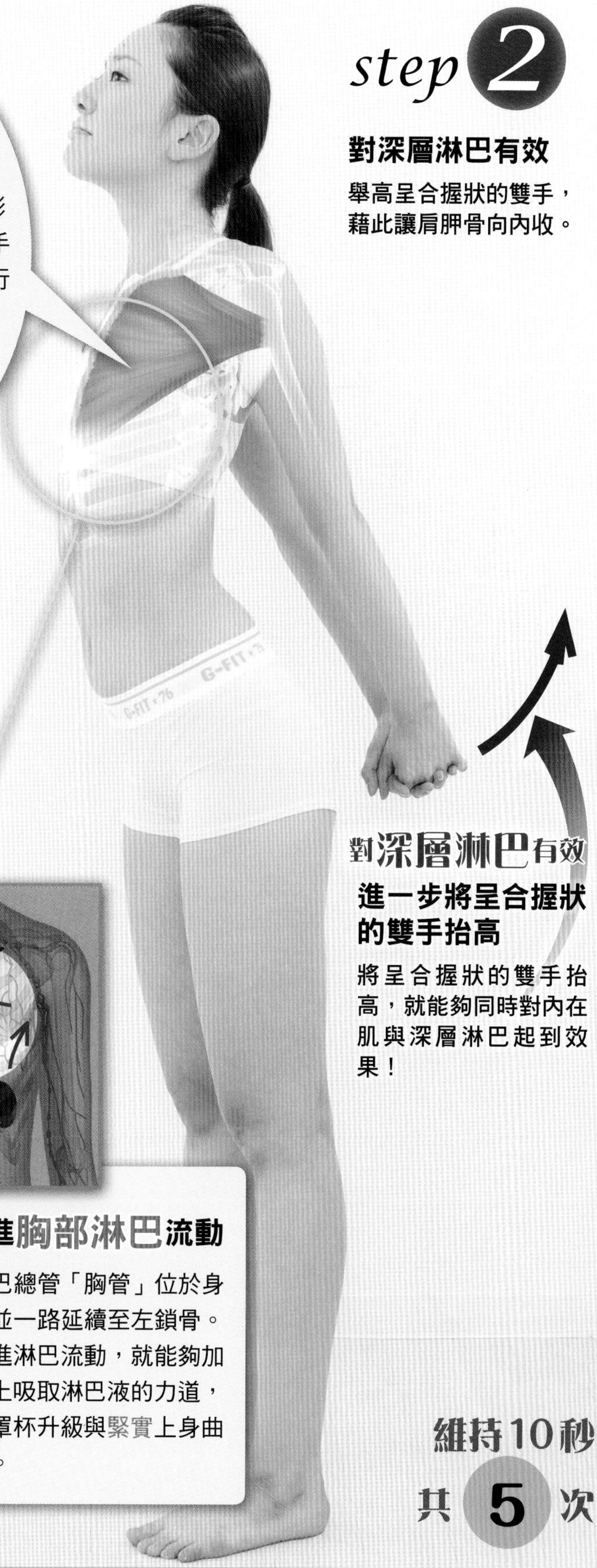

伸展

胸大肌

位於胸部前側，呈扇形的大肌肉。主要負責將手臂從肩膀朝前推出。進行伸展操可以促進手臂至肩膀的淋巴流動，進而預防老廢物質蓄積。

對深層淋巴有效

進一步將呈合握狀的雙手抬高

將呈合握狀的雙手抬高，就能夠同時對內在肌與深層淋巴起到效果！

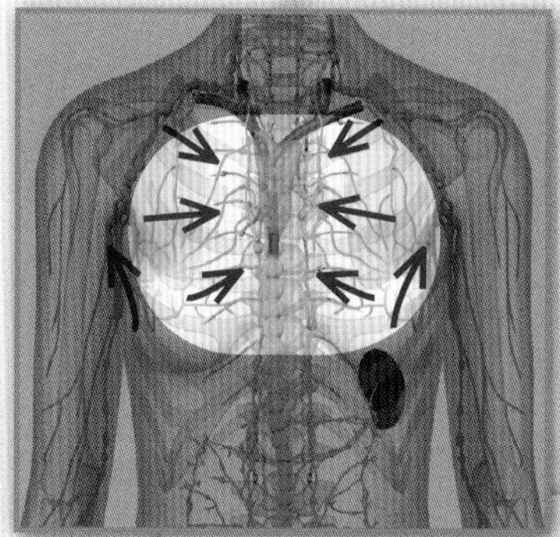

幫助促進胸部淋巴流動

粗大的淋巴總管「胸管」位於身體中央，並一路延續至左鎖骨。若是能促進淋巴流動，就能夠加強淋巴向上吸取淋巴液的力道，進而提高罩杯升級與緊實上身曲線的效果。

維持10秒

共 5 次

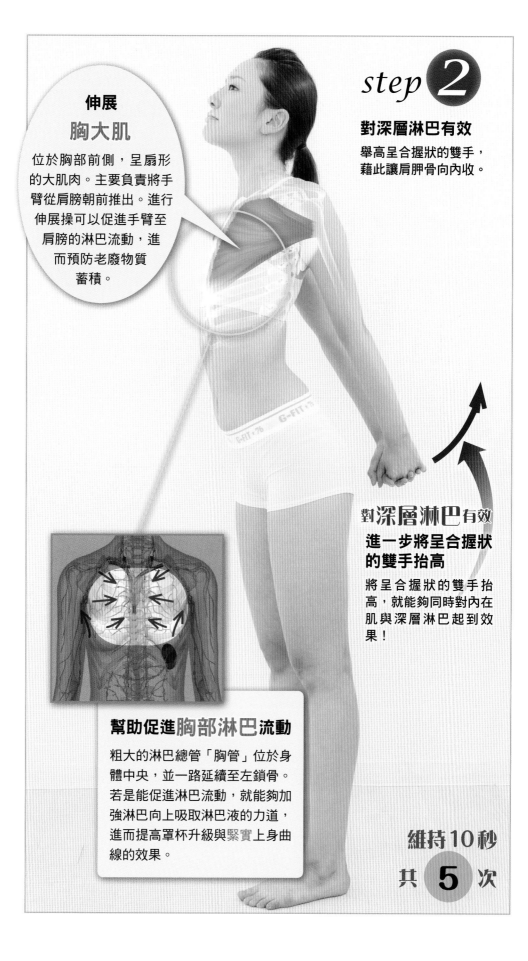

伸展肩膀藉此獲得豐胸效果（上級篇）

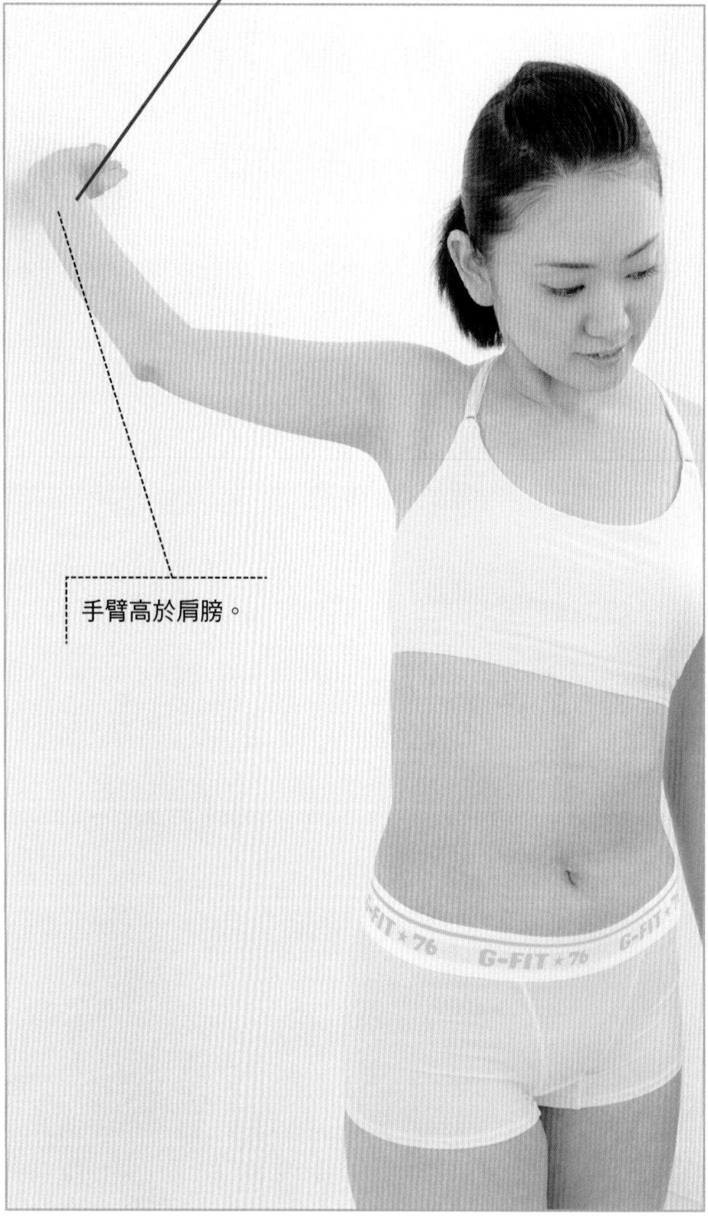

step 1

上身向外側扭轉

掌心朝上，抵於牆面，同時扭轉上身。

伸展肩胛下肌

負責肩關節內旋、幫助維持其安定。透過伸展操能夠幫助促進手臂至腋下的淋巴流動，進而消除肩膀周遭的疲勞。

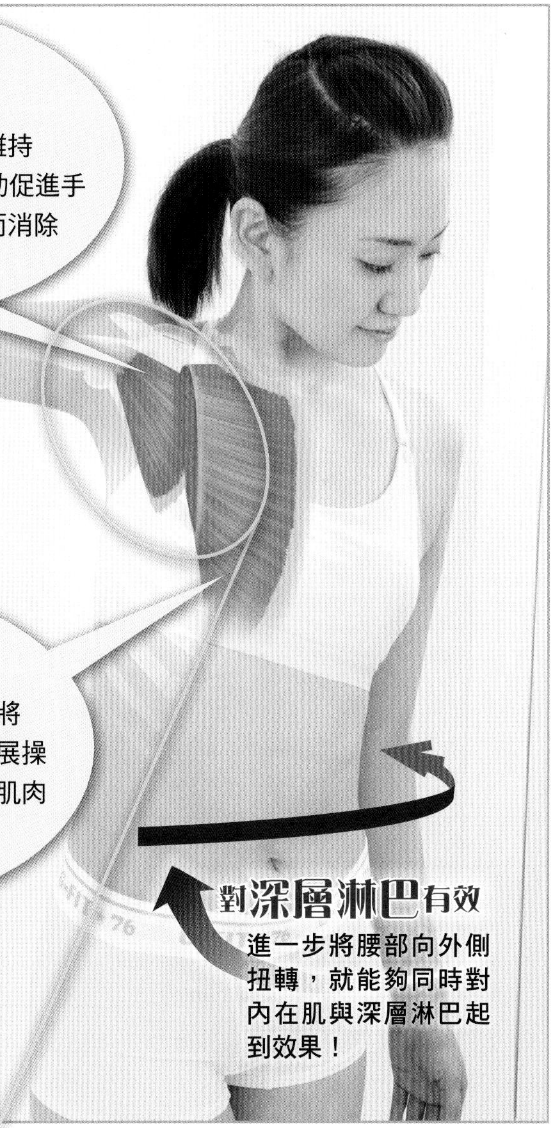

step 2

對深層淋巴有效

以❶的狀態，進一步將腰部向外扭轉。

伸展胸大肌

位於胸部的肌肉，主要負責將手臂從肩膀朝前推出。透過伸展操能夠幫助打造胸部周遭緊實的肌肉曲線，同時刺激胸部淋巴流動。

維持10秒

左右各 5 次

對深層淋巴有效

進一步將腰部向外側扭轉，就能夠同時對內在肌與深層淋巴起到效果！

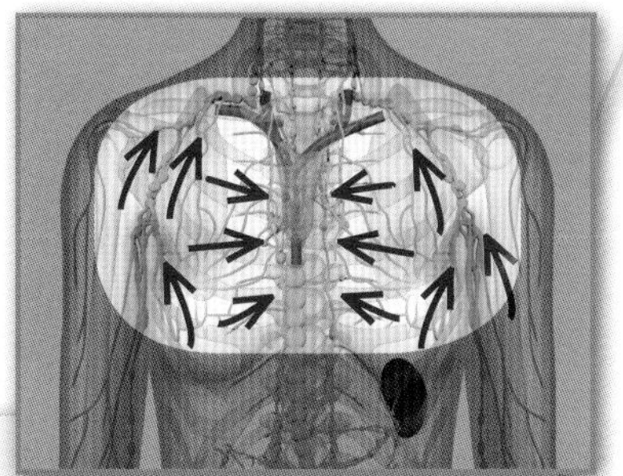

幫助促進手臂至腋下、胸部淋巴的流動

若是能促進腋下至手臂，乃至於胸部淋巴「胸管」的流動，就能夠打造彈性頗佳的胸部曲線，並讓胸部與肩關節在活動上輕盈自在。

手臂低於肩膀

手臂位置越高，越能夠確實伸展胸大肌的下側；反之越低則越能伸展胸大肌的上側。

試著改變手臂高度

視情況調整手臂抵於牆面時的高度，藉此試著改變伸展的位置吧。

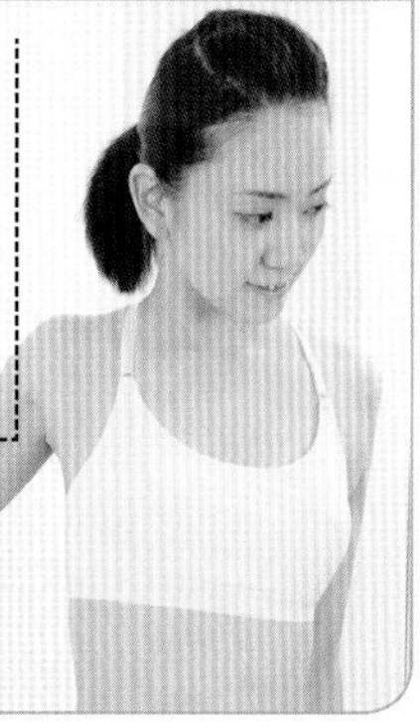

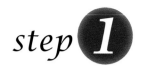

step 1

呈趴臥姿，背脊向後伸展

呈趴臥姿，手臂打直，背脊向後伸展。手擺放的位置越接近腰部，越能夠大幅伸展背脊。

POINT 1 !
放鬆上身力氣。

POINT 2 !
頭部朝向臀部。

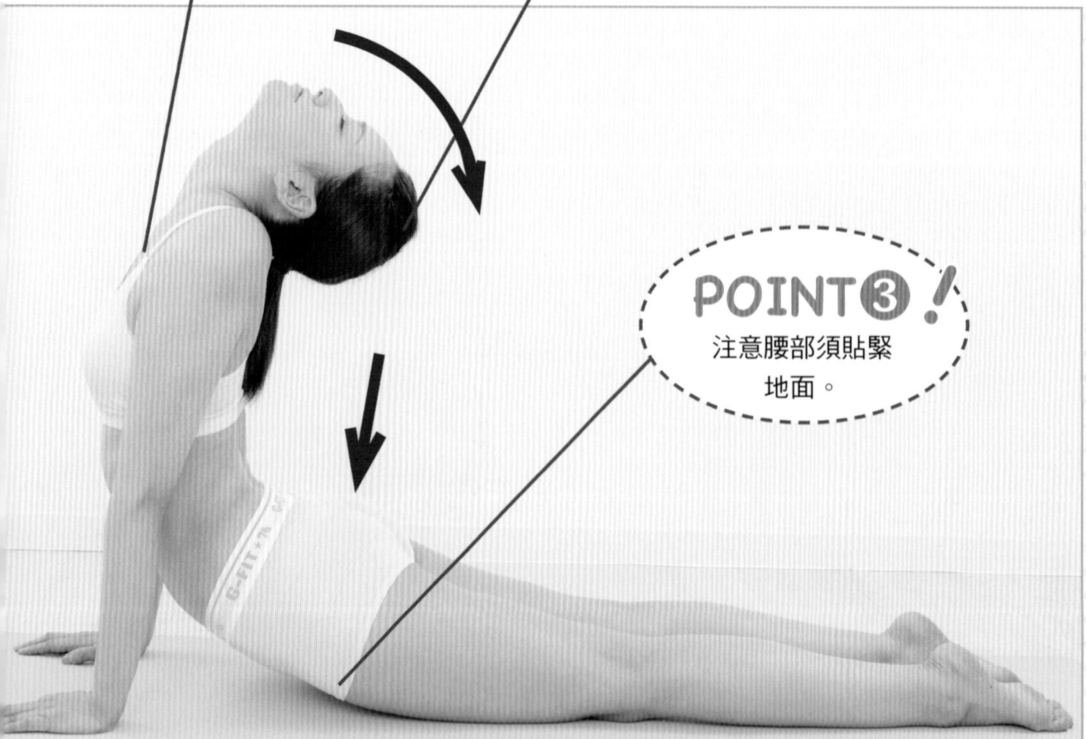

POINT 3 !
注意腰部須貼緊地面。

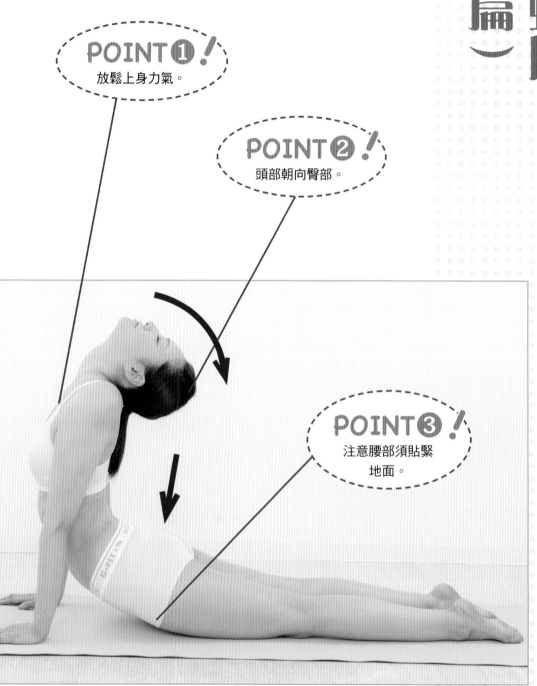

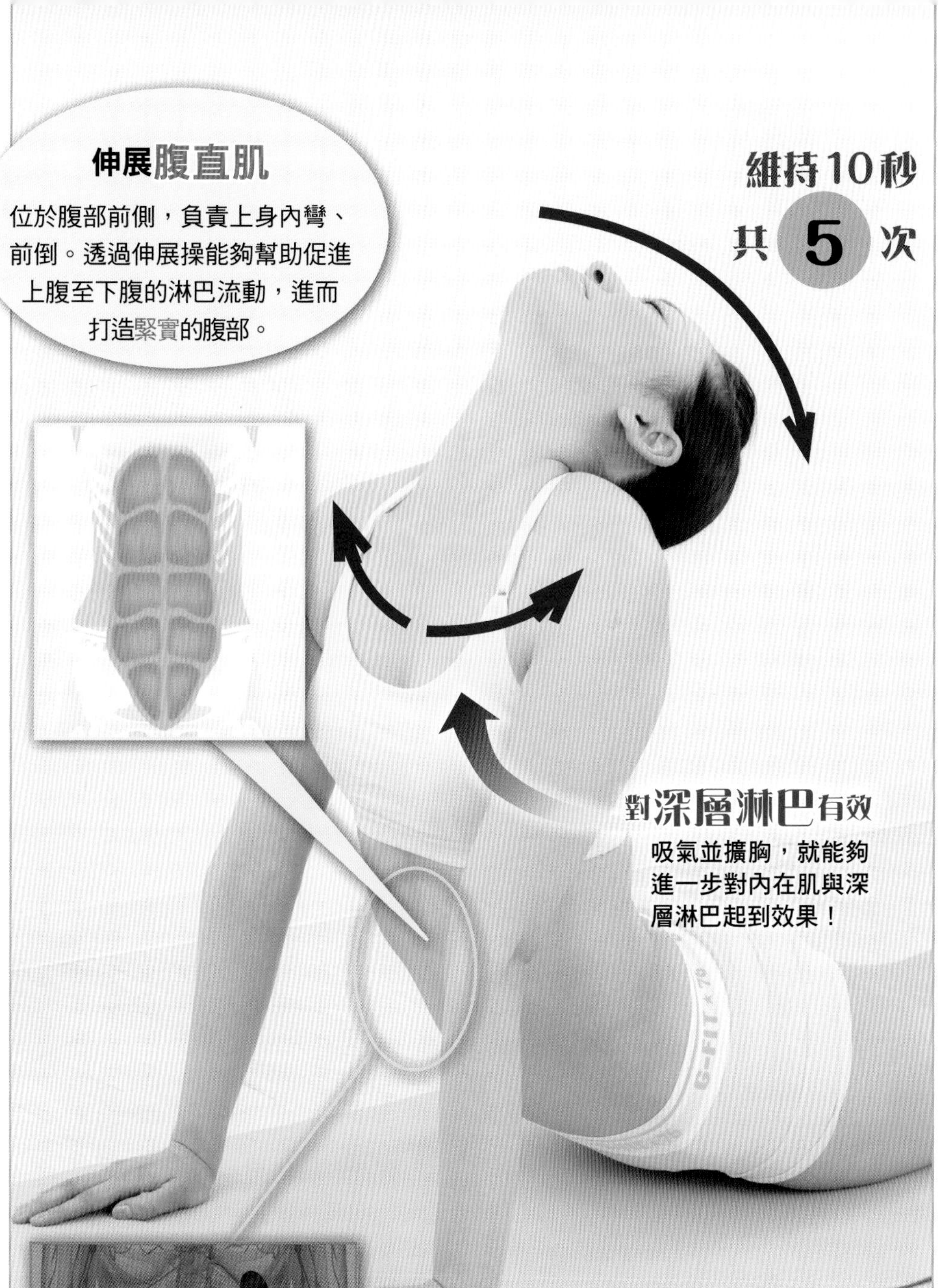
伸展腹直肌
位於腹部前側，負責上身內彎、前倒。透過伸展操能夠幫助促進上腹至下腹的淋巴流動，進而打造緊實的腹部。
維持10秒
共5次
對深層淋巴有效
吸氣並擴胸，就能夠進一步對內在肌與深層淋巴起到效果！

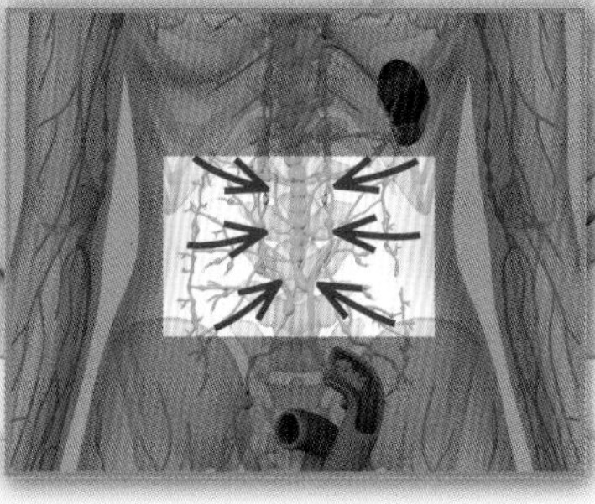

幫助促進腹部淋巴流動

女性的卵巢與子宮等器官皆位於腹部，可謂相當重要。除了「胸管」之外，淋巴也遍布於內臟周遭，因此若是能夠促進淋巴流動，就能夠幫助消除腹部鬆弛的情形，進而打造輕盈而無負擔的腰部曲線。

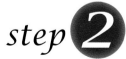

step 2

進一步刺激深層淋巴

背脊伸展至極限時，配合吸氣，就能夠進一步對內在肌與深層淋巴起到效果。

打造水蛇腰（側腹、腰部篇）

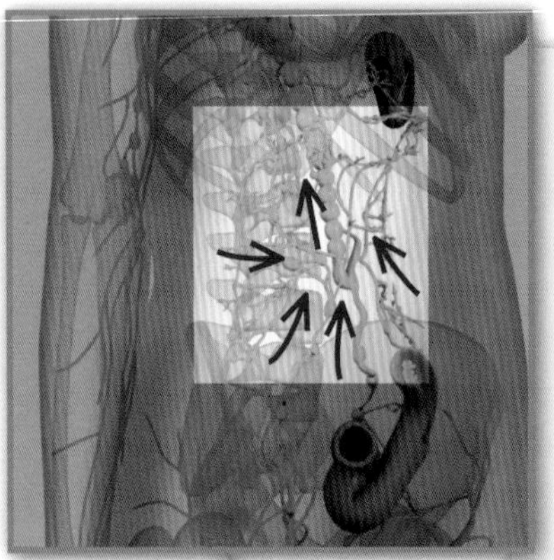

幫助促進腰部淋巴的流動

腰部也有淋巴結，來自腹腔內諸般臟器的淋巴液會匯聚於此處。透過伸展操能夠幫助促進腰部周遭的淋巴流動，進而打造緊實的側腹與腰部曲線，讓人擁有迷人的水蛇腰。

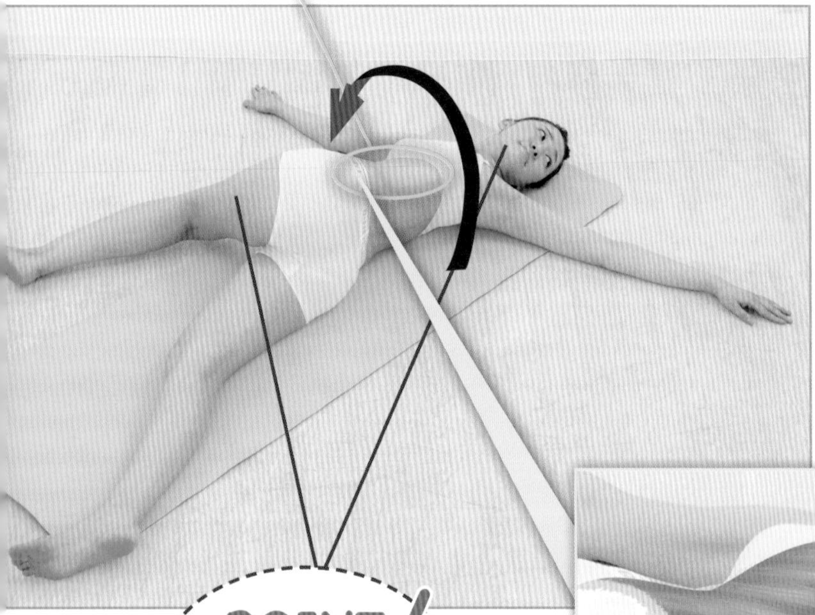

POINT！

臉部與腳部朝向相反方向。

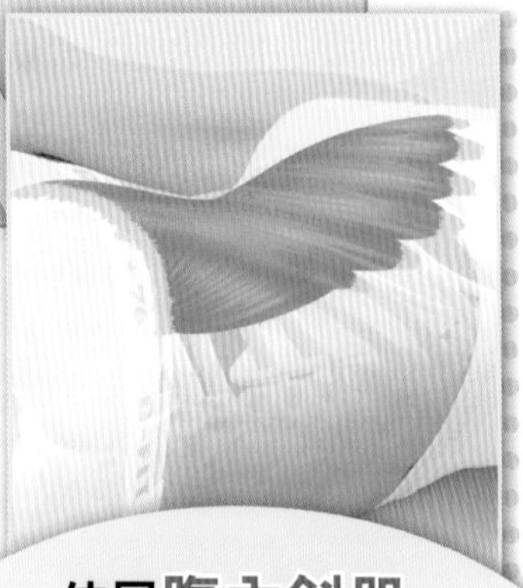

伸展腹內斜肌與腹外斜肌

位於側腹的肌肉，又可分為位於表層的腹外斜肌，以及位於深層的腹內斜肌。透過伸展操能夠幫助打造緊實的腰圍，同時促進腋下至側腹的淋巴流動。

step 1

腳部倒向側邊，並扭轉身體

呈仰躺，雙手打開，手背朝上。單腳倒向側邊，並扭轉身體。

維持10秒

左右各 5 次

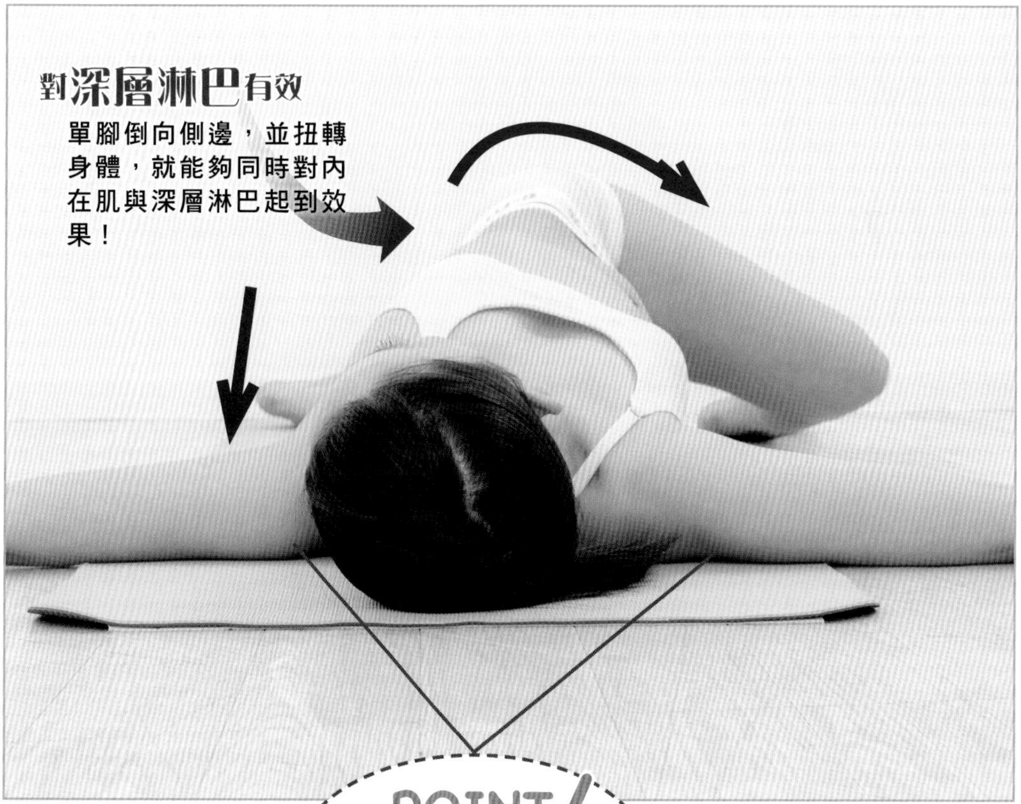
對深層淋巴有效
單腳倒向側邊，並扭轉身體，就能夠同時對內在肌與深層淋巴起到效果！

POINT!
肩膀貼緊地面，避免受到腳部動作牽引。

step 2

刺激深層淋巴

兩肩貼緊地面，單腳倒向側邊，並扭轉身體。若是扭轉腰部的幅度能夠超過上身，就能夠令效果更佳。

提臀—外側

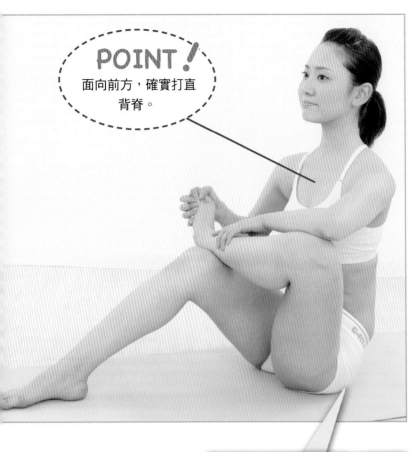

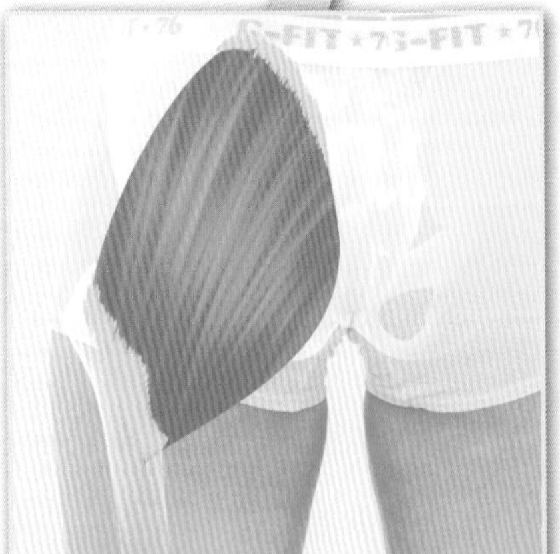

伸展臀大肌

位於臀部的大肌肉，負責向後抬腳、腳部外展等動作。透過伸展操能夠幫助打造緊實的臀部曲線，同時促進腰部周遭的淋巴流動。

step 1

翹單腳，並打直背脊。

採上體育課時的坐姿，同時翹單腳。擴胸並打直背脊。

step 2

進一步刺激深層淋巴

髖關節維持內折狀態，另一側的腳向內收。

維持10秒
左右各 5 次

幫助促進鼠蹊部淋巴流動

「鼠蹊部淋巴結」位於鼠蹊部，而鼠蹊部同時也是下肢（腿部）、下胸壁等下身淋巴液的匯聚處。若是能夠促進鼠蹊部淋巴的流動，就可以幫助消除下身水腫，進而揮別西洋梨般的下身肥胖體型。

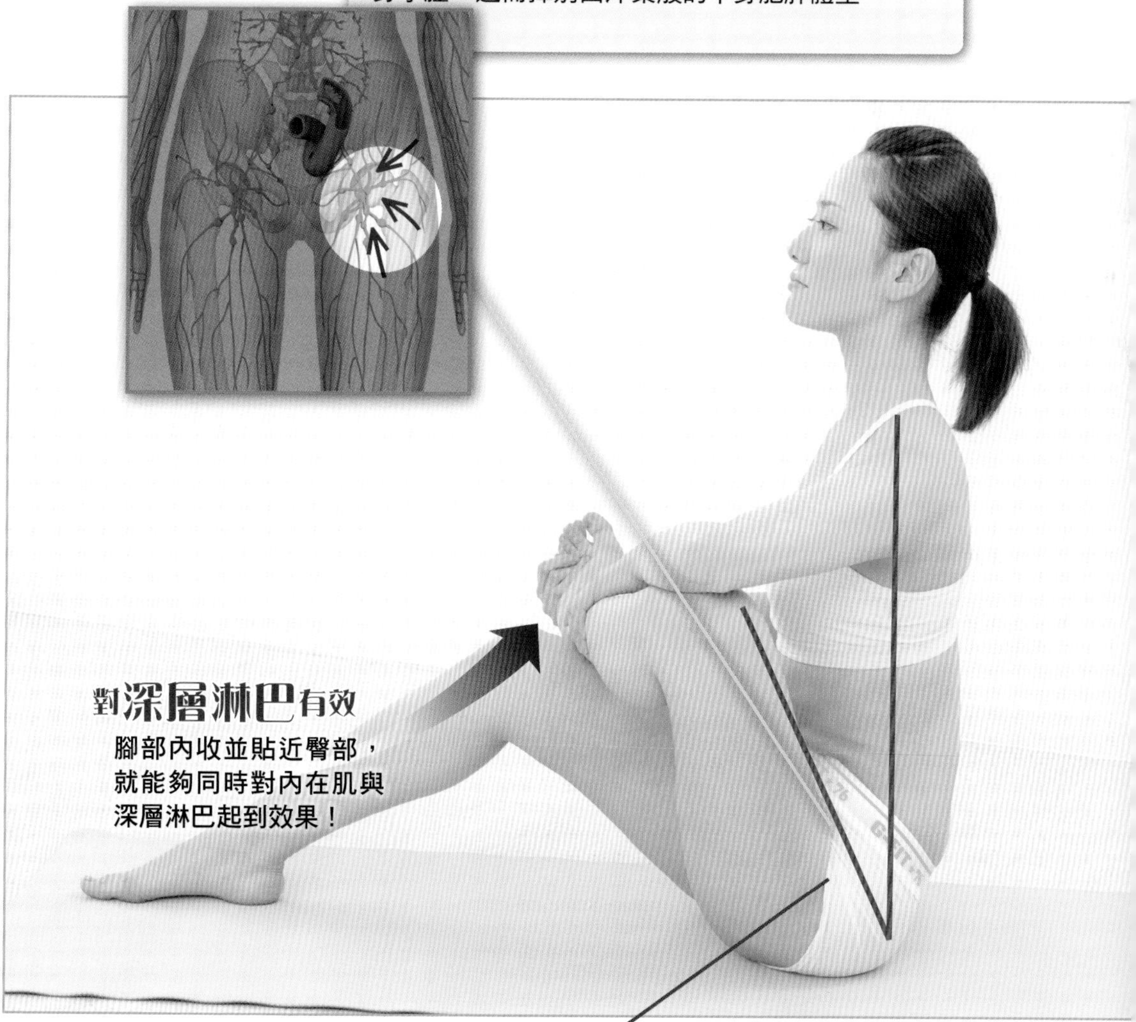

對深層淋巴有效

腳部內收並貼近臀部，就能夠同時對內在肌與深層淋巴起到效果！

POINT!

背脊打直，並彎曲髖關節。

step 1

背脊打直

單腳內折，貼於另一側的大腿外側，同時向後方伸展，就像是要呈現盤腿坐姿。

提臀—內側

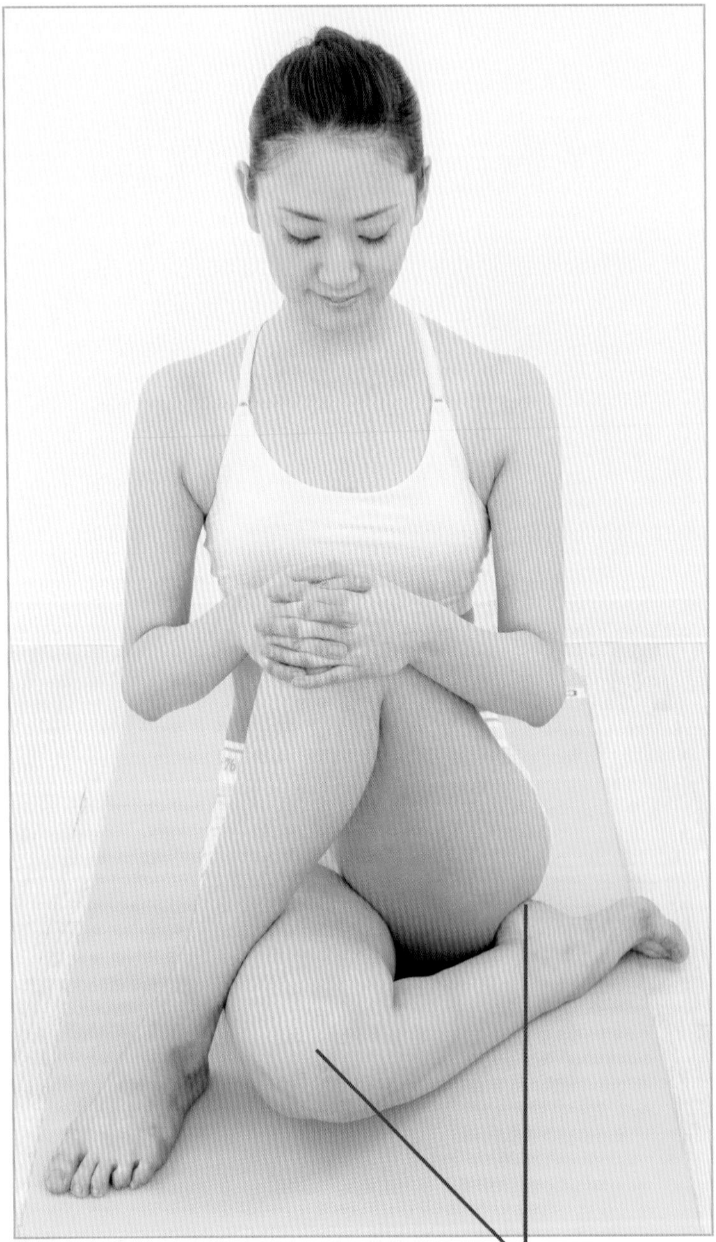

POINT！
膝蓋彎曲，腳踵貼於臀部。

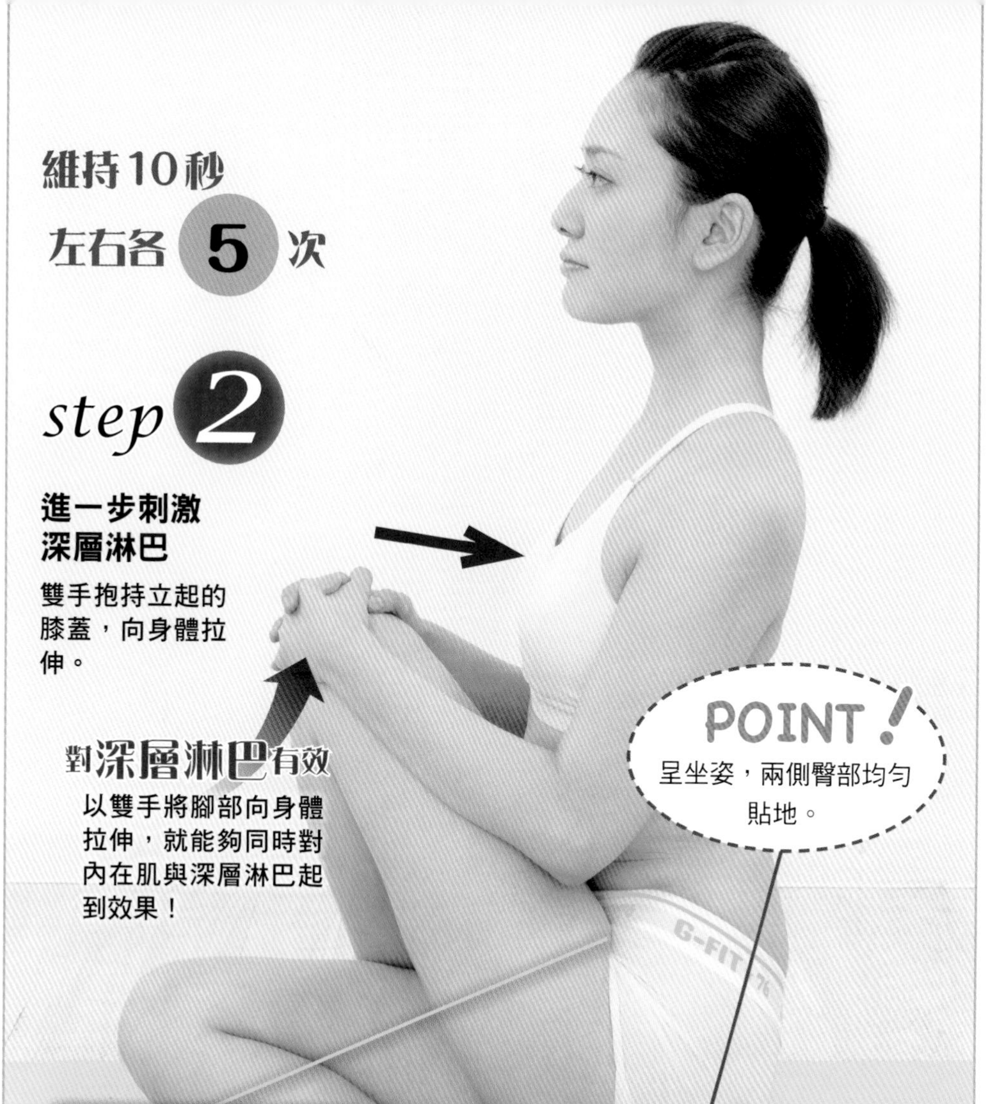

維持10秒

左右各 5 次

step 2

進一步刺激深層淋巴

雙手抱持立起的膝蓋，向身體拉伸。

對深層淋巴有效

以雙手將腳部向身體拉伸，就能夠同時對內在肌與深層淋巴起到效果！

POINT!

呈坐姿，兩側臀部均勻貼地。

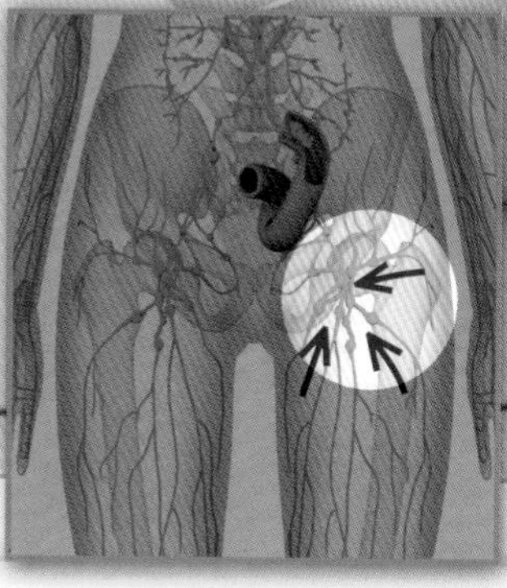

幫助促進鼠蹊部淋巴流動

「鼠蹊部淋巴結」位於鼠蹊部，而鼠蹊部同時也是下肢（腿部）、下胸壁等下身淋巴液的匯聚處。若是能夠促進鼠蹊部淋巴的流動，就可以幫助消除下身水腫，進而揮別西洋梨般的下身肥胖體型。

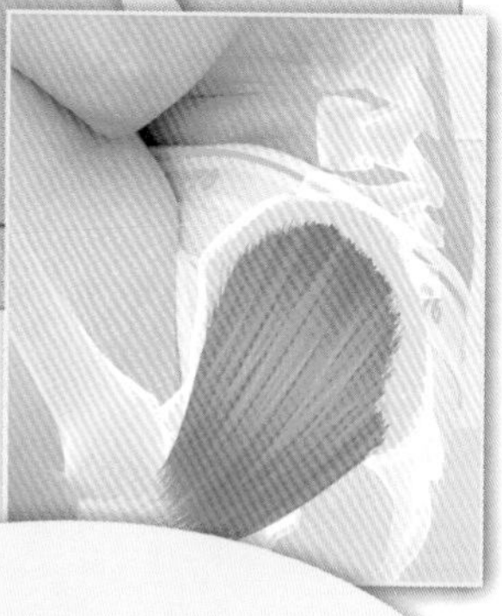

伸展臀中肌

位於臀部側面稍微偏上的肌肉。體積約相當於臀大肌的六成。透過伸展操能夠幫助促進臀部側面的淋巴流動，進而打造緊實的臀部曲線。

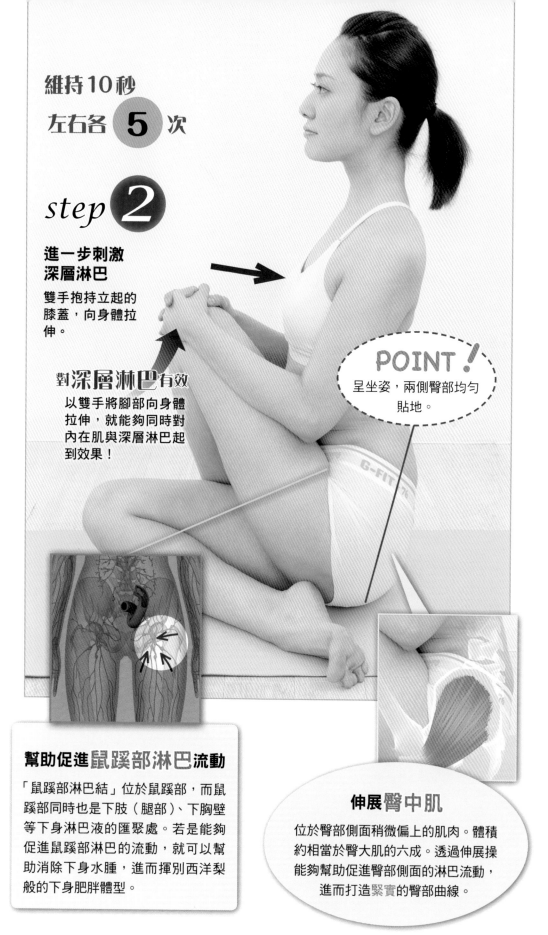

打造緊實的美麗大腿（初級篇）

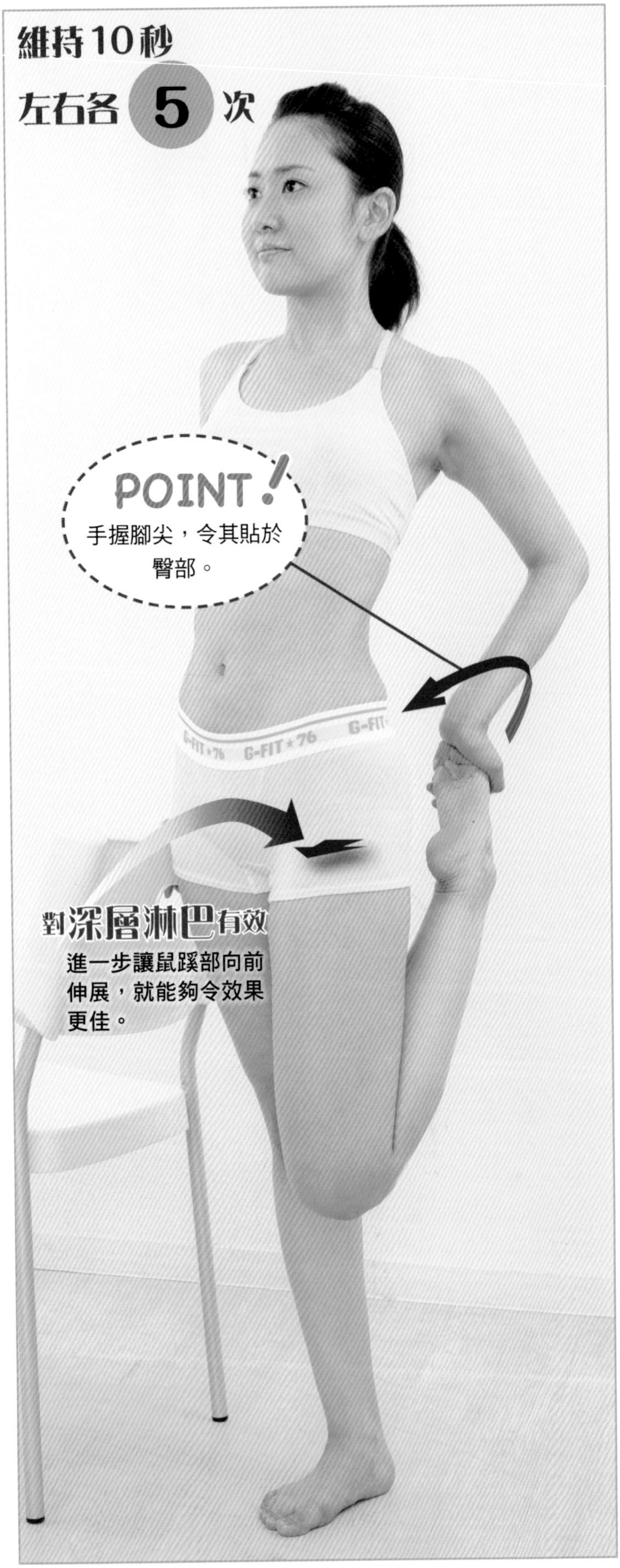
維持10秒
左右各5次
POINT!
手握腳尖，令其貼於臀部。
對深層淋巴有效
進一步讓鼠蹊部向前伸展，就能夠令效果更佳。

確實伸展大腿前側

呈站姿，雙腳打開與肩同寬。右手扶在椅子等輔助物上以維持平衡。左手握住左腳腳背，並貼近臀部，同時讓鼠蹊部向前伸展。

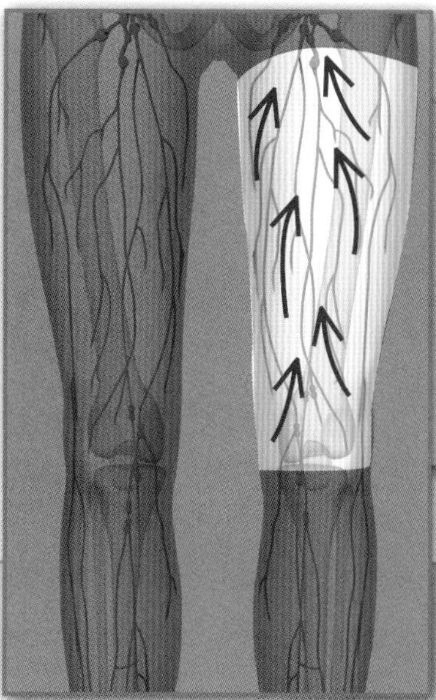

幫助促進大腿淋巴流動

膝蓋匯聚有腳尖至小腿的微淋管，之後淋巴會與大腿淋巴會合，並集合於鼠蹊部。若是能促進大腿淋巴流動，就能夠幫助消除大腿水腫。

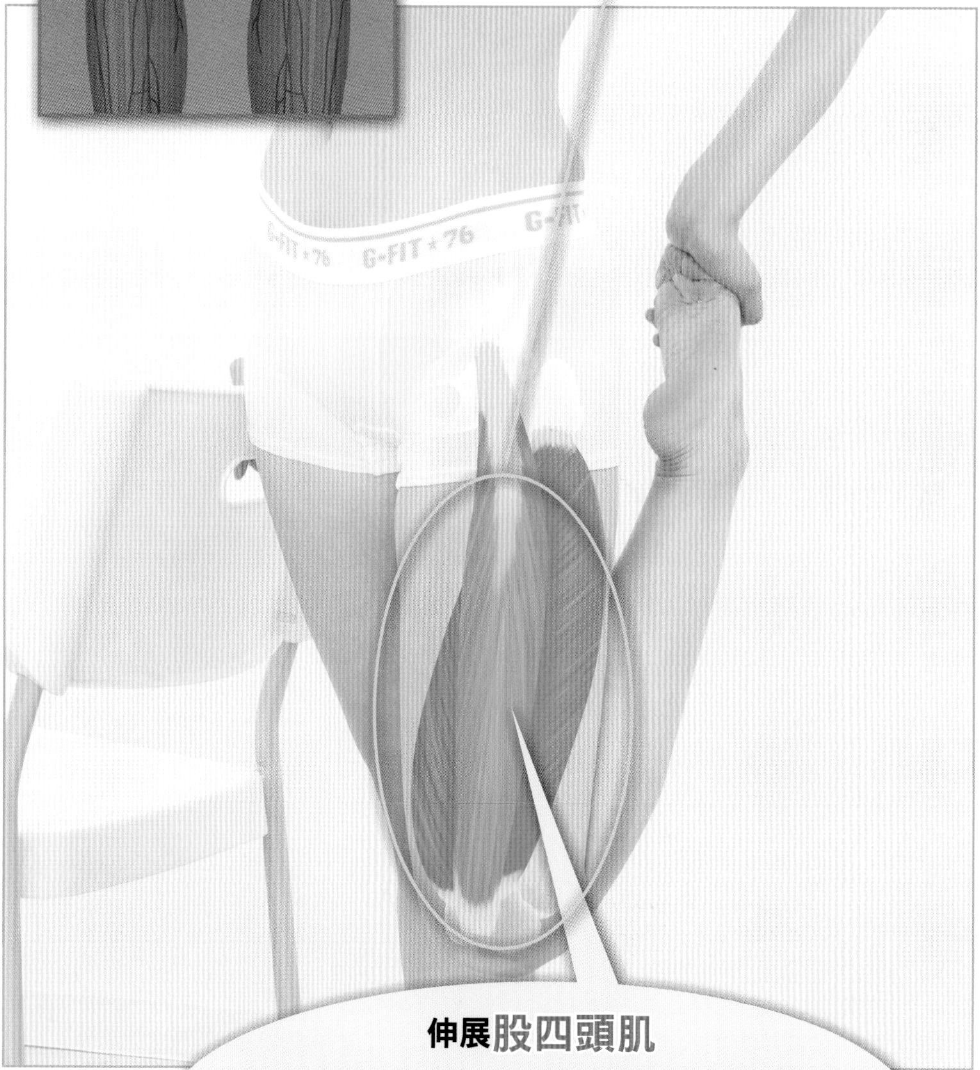

伸展股四頭肌

位於大腿前側，全身最大的肌肉。又可分為骨外側肌、股內側肌、股中間肌、股直肌等四個部位。透過伸展操能夠幫助促進大腿等處的淋巴流動，進而打造緊實的腿部曲線。

打造緊實的美麗大腿（上級篇）

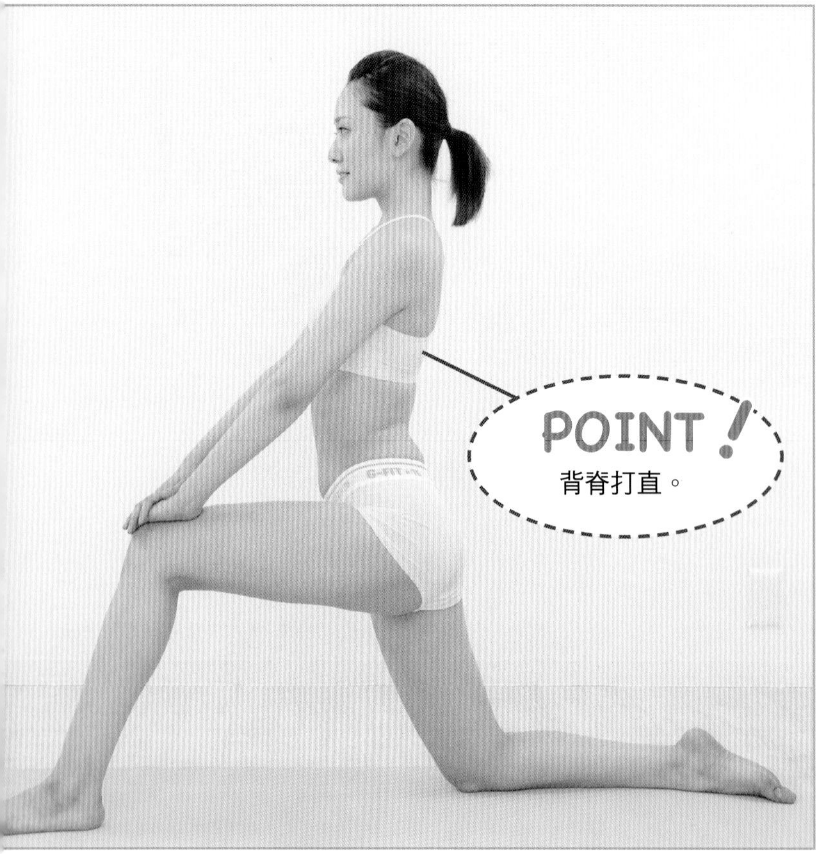

step 1

右膝跪地，
雙手放置於膝蓋上。

右膝跪地，左膝立起。背脊打直，雙手放置於左膝上。

維持10秒

左右各 5 次

幫助促進大腿淋巴流動

膝蓋匯聚有腳尖至小腿的微淋管，之後淋巴會與大腿淋巴會合，並集合於鼠蹊部。若是能促進大腿淋巴流動，就能夠幫助消除大腿水腫。

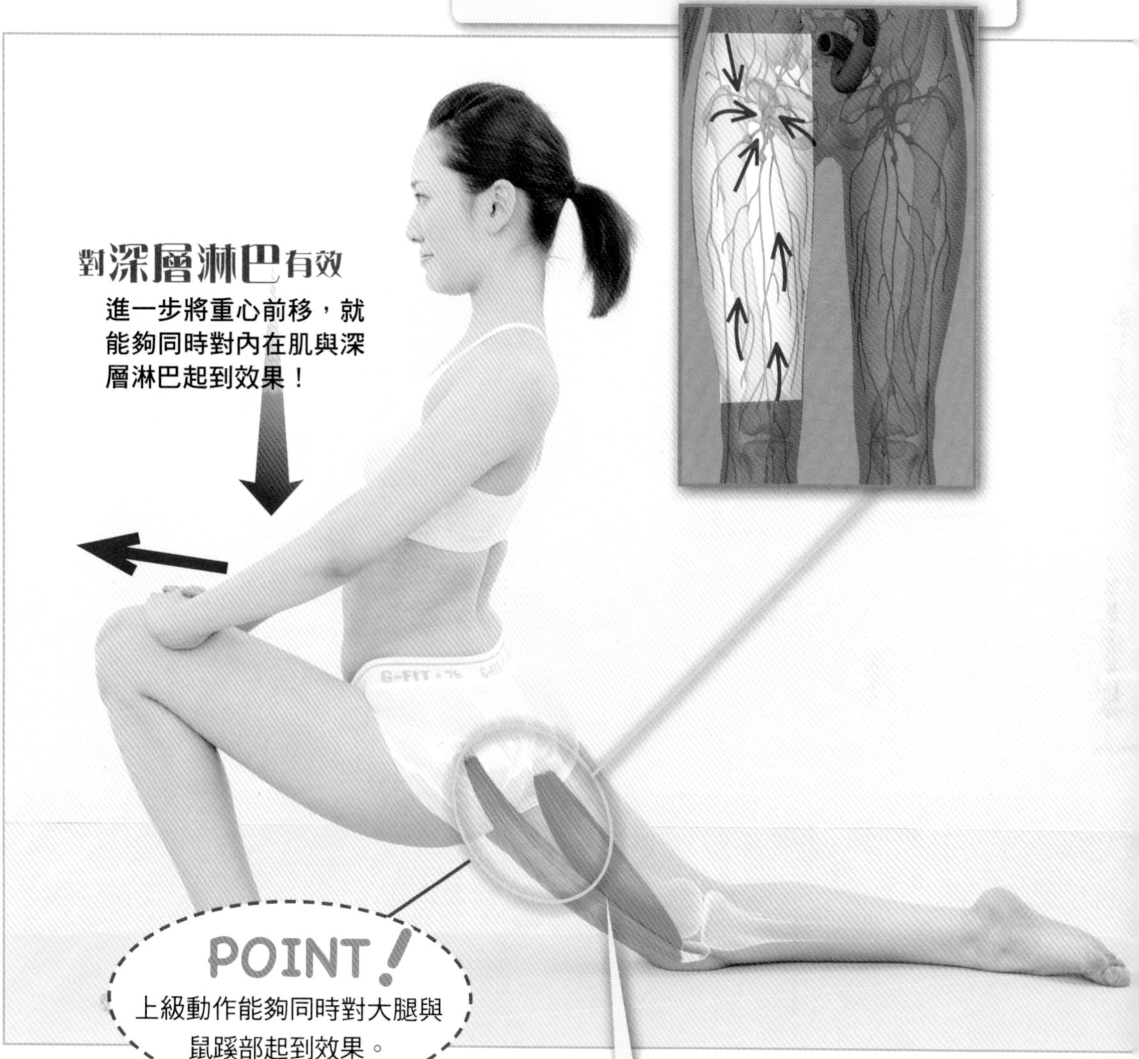

對深層淋巴有效

進一步將重心前移，就能夠同時對內在肌與深層淋巴起到效果！

POINT!

上級動作能夠同時對大腿與鼠蹊部起到效果。

伸展股四頭肌

位於大腿前側，全身最大的肌肉。又可分為骨外側肌、股內側肌、股中間肌、股直肌等四個部位。透過伸展操能夠幫助促進大腿等處的淋巴流動，進而打造緊實的腿部曲線。

step 2

進一步刺激深層淋巴

腰部下沉，重心前移，如此一來可以令效果更佳。

打造緊實的小腿與腳踝

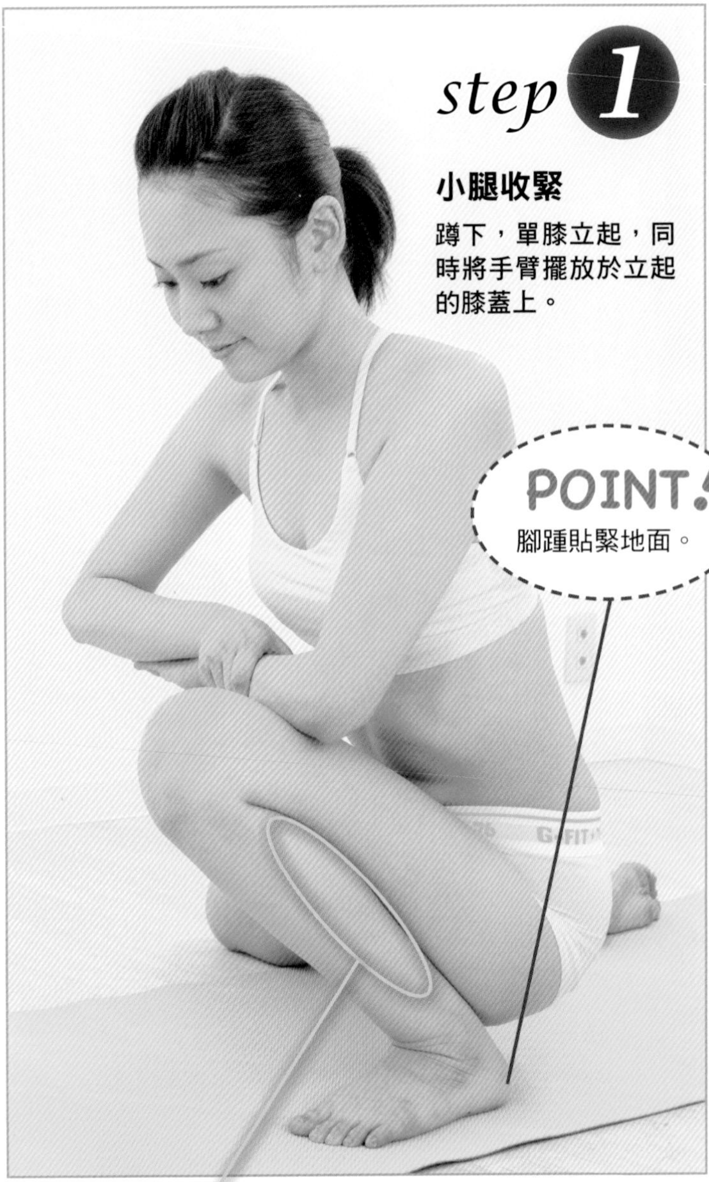

step 1

小腿收緊

蹲下，單膝立起，同時將手臂擺放於立起的膝蓋上。

POINT!

腳踵貼緊地面。

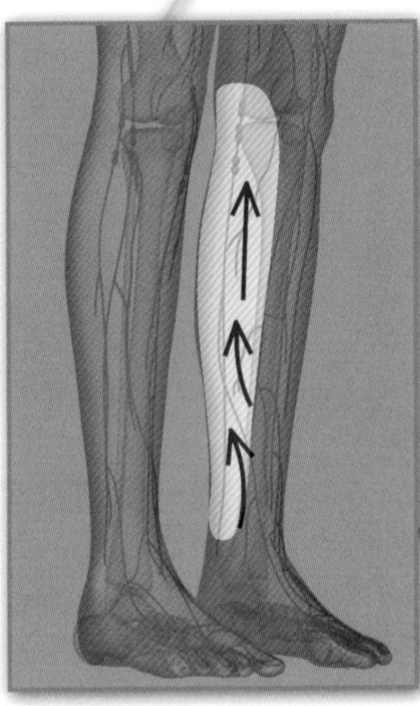

幫助促進小腿淋巴流動

位於膝蓋內側的淋巴結匯聚有腳尖至小腿的淋巴。這些淋巴會進一步流往鼠蹊部。若是能夠促進小腿淋巴流動，就能夠幫助消除腿部水腫。

step 2

進一步收緊腳踝

將體重放在立起的前腳膝蓋上，並維持該姿勢。

維持10秒
左右各 5 次

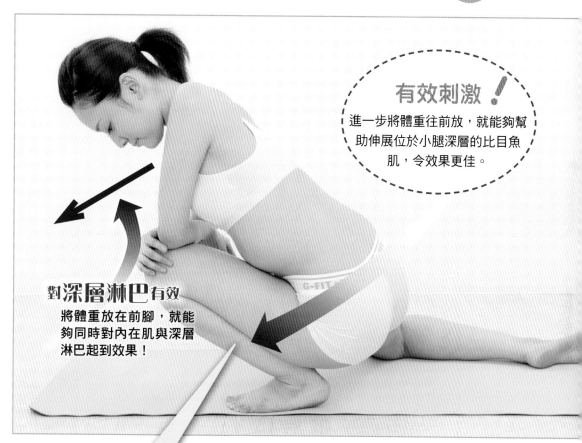

有效刺激！

進一步將體重往前放，就能夠幫助伸展位於小腿深層的比目魚肌，令效果更佳。

對深層淋巴有效

將體重放在前腳，就能夠同時對內在肌與深層淋巴起到效果！

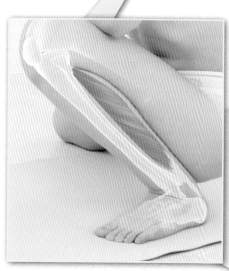

伸展比目魚肌

比目魚肌位於腓腹肌下方，酷似比目魚的扁平狀為其特徵所在。負責維持站姿穩定。透過伸展操能夠幫助促進淋巴流動，進而打造緊實的小腿。

打造緊實的臀部，以小巧美臀為目標

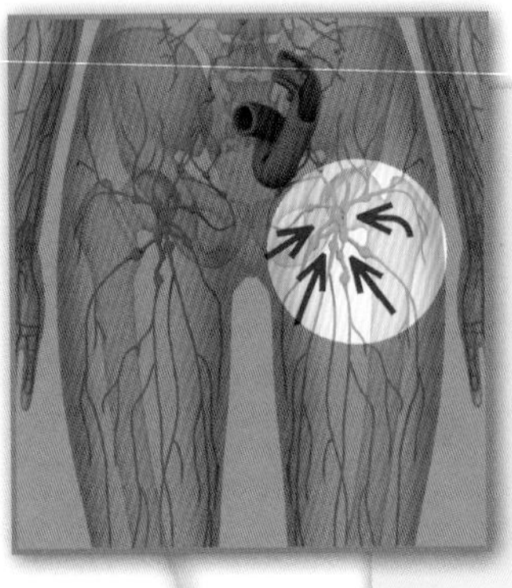

幫助促進鼠蹊部淋巴流動

「鼠蹊部淋巴結」位於鼠蹊部，而鼠蹊部同時也是下肢（腿部）、下胸壁等下身淋巴液的匯聚處。若是能夠促進鼠蹊部淋巴的流動，就可以幫助消除下身水腫，進而打造緊實的大腿。

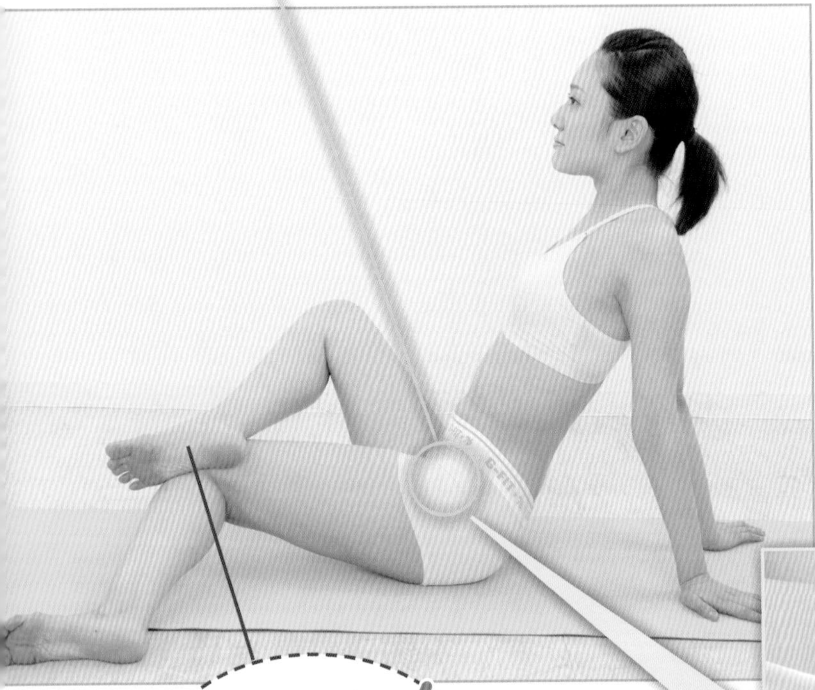

POINT！

腳部擺放於另一側的膝蓋上。

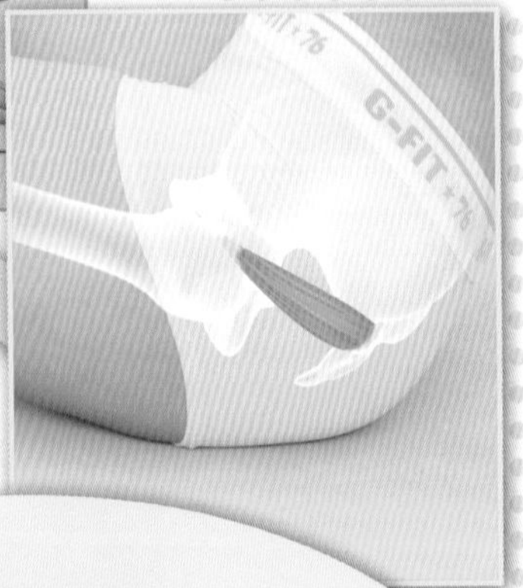

伸展梨狀肌

負責與臀部紅肌（內在肌）、閉孔內肌、閉孔外肌等肌肉一起令髖關節向外側扭轉（髖關節外旋）。能夠令髖關節維持安定，並支撐髖關節動作。透過伸展操能夠幫助促進腰部以下的淋巴流動，進而打造緊實的臀部。

step 1

坐在地板上，
腳部擺放於膝蓋上

呈坐姿，雙腳打開至略寬於肩，並將彎曲的膝蓋向內側倒，另一隻腳則擺放於其膝蓋上。

維持10秒
左右各 5 次

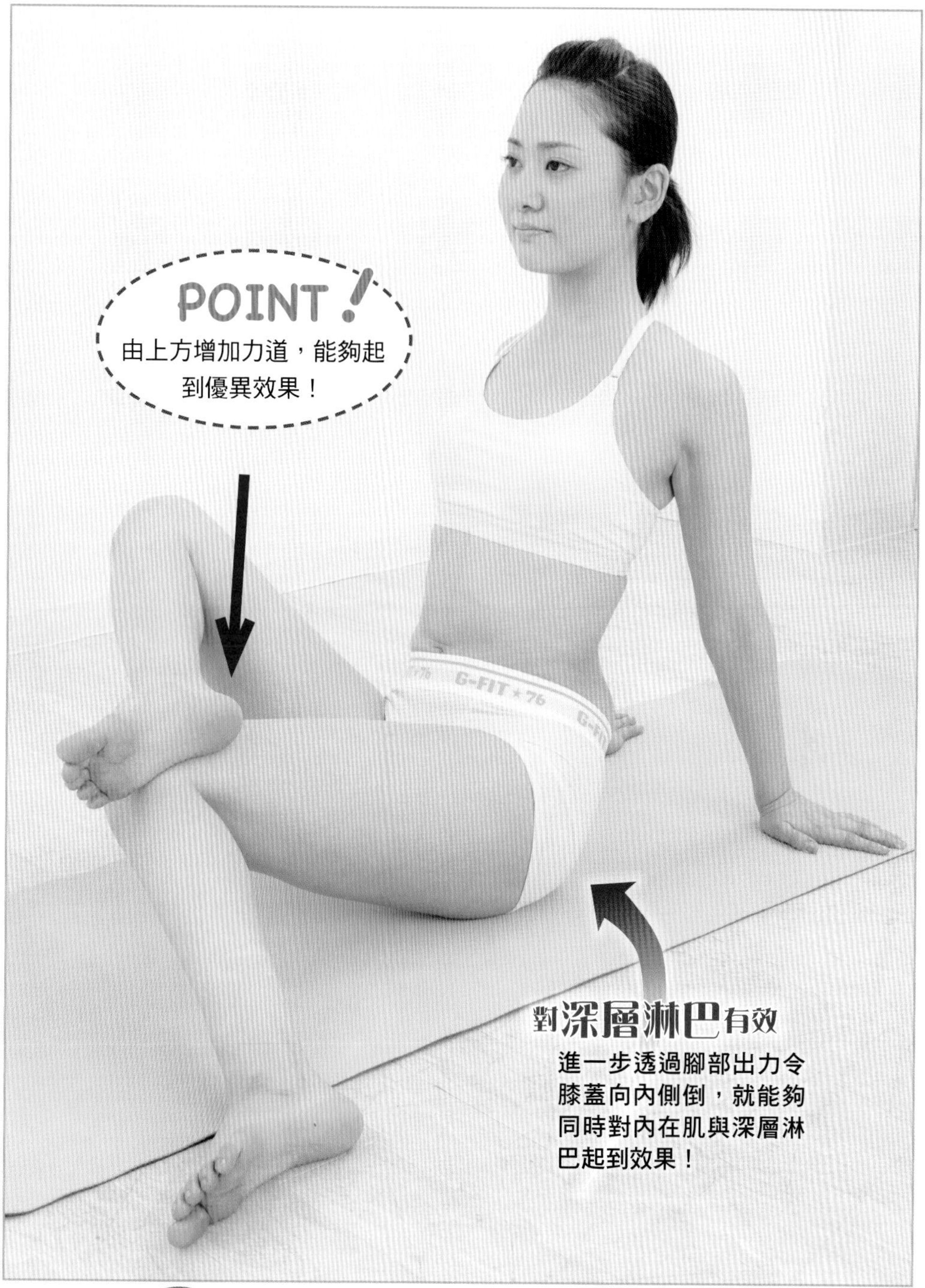
POINT!
由上方增加力道，能夠起
到優異效果！
對深層淋巴有效
進一步透過腳部出力令
膝蓋向內側倒，就能夠
同時對內在肌與深層淋
巴起到效果！

step 2

進一步將膝蓋向內側倒

將腳部放置於膝蓋上，並從上方增
加力道，藉此令膝蓋逐漸向內倒。

打造緊實下腹，進而獲得玲瓏有緻的身材

step 1

呈趴臥姿，單腳向側邊伸展

雙手扶地，背脊打直，藉此撐起上身。

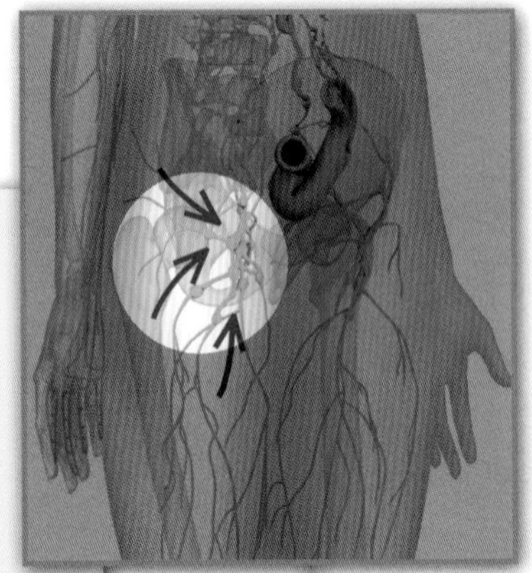

幫助促進鼠蹊部淋巴流動

「鼠蹊部淋巴結」位於鼠蹊部，而鼠蹊部同時也是下肢（腿部）、下胸壁等下身淋巴液的匯聚處。若是能夠促進鼠蹊部淋巴的流動，就可以幫助消除下身水腫，進而揮別西洋梨般的下身肥胖體型。

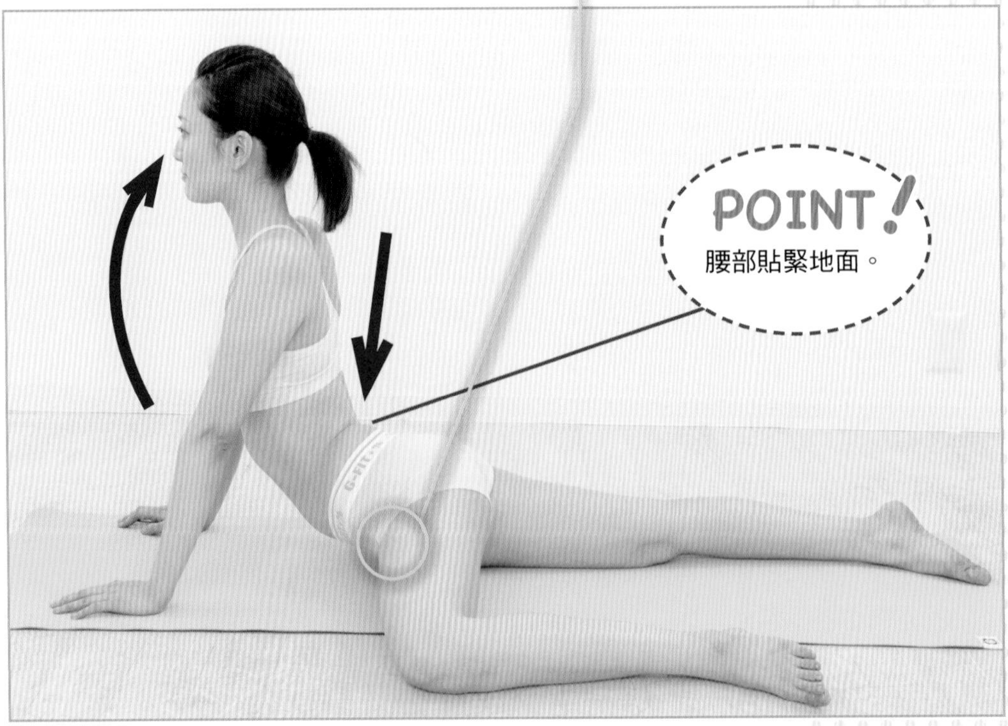

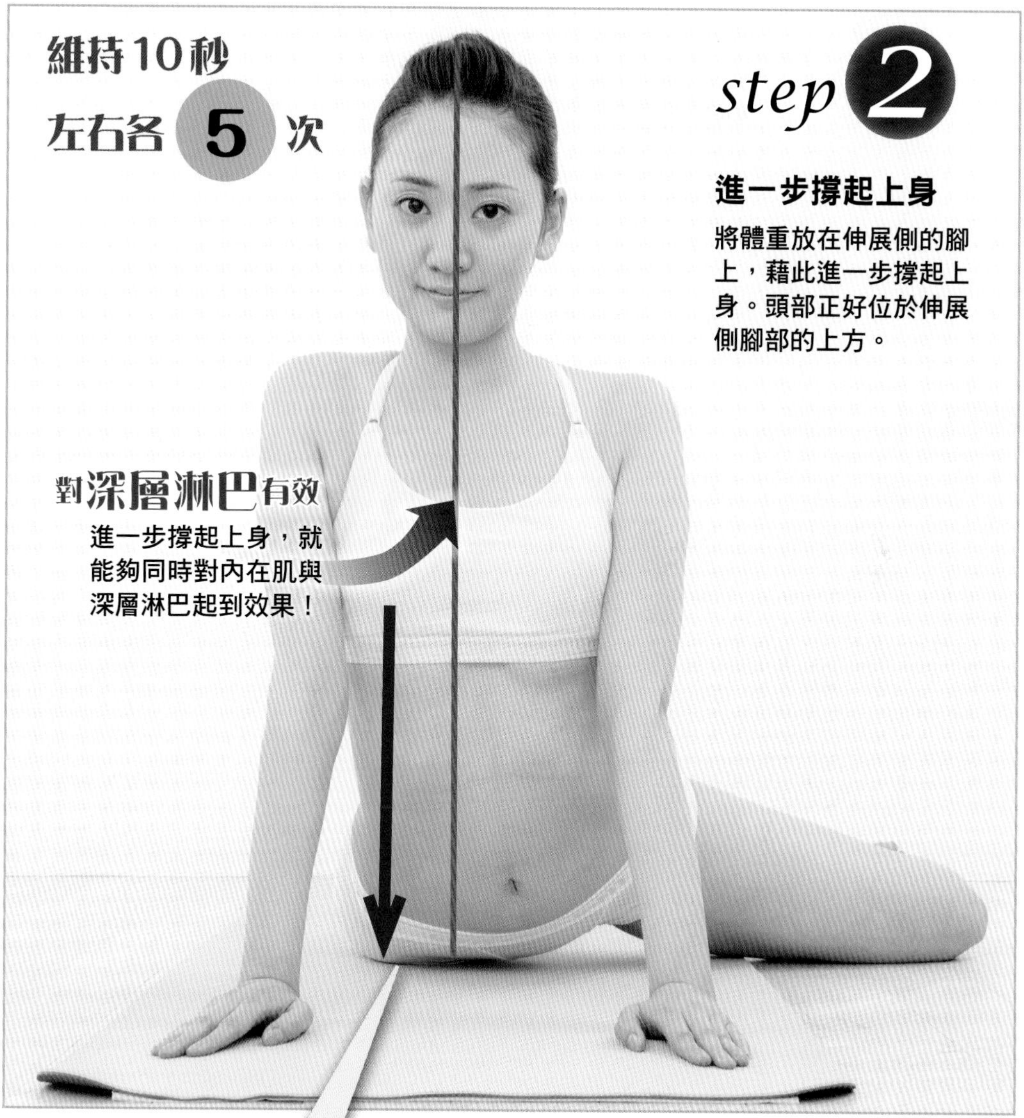

維持10秒
左右各5次

step 2

進一步撐起上身

將體重放在伸展側的腳上，藉此進一步撐起上身。頭部正好位於伸展側腳部的上方。

對深層淋巴有效

進一步撐起上身，就能夠同時對內在肌與深層淋巴起到效果！

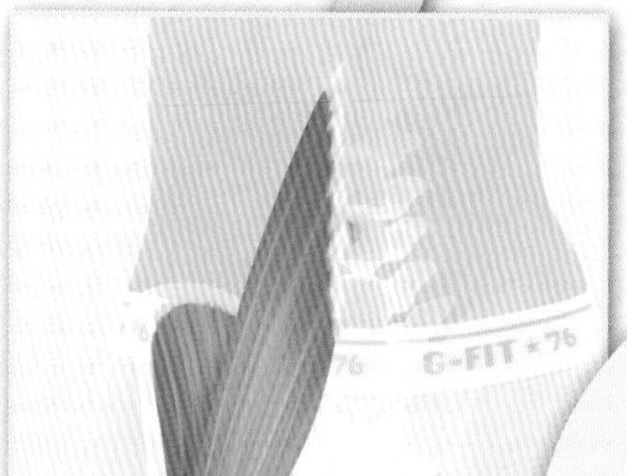

伸展髂腰肌

位於下腹部深層位置的紅肌（內在肌），由腰大肌與髂肌所組成。主要負責向前甩腳（髖關節屈曲）。透過伸展操能夠幫助打造緊實的下腹，同時促進下腹至鼠蹊部的淋巴流動。

打造緊實的美腿

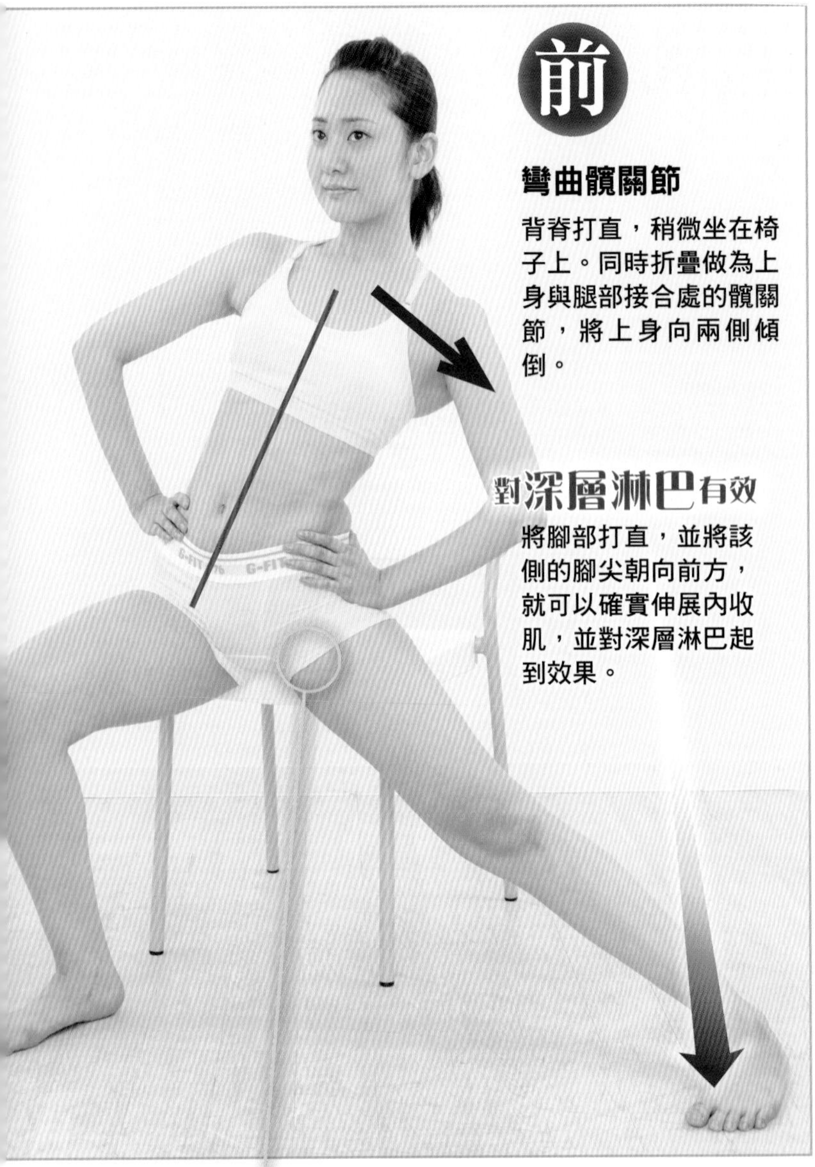

彎曲髖關節

背脊打直，稍微坐在椅子上。同時折疊做為上身與腿部接合處的髖關節，將上身向兩側傾倒。

對深層淋巴有效

將腳部打直，並將該側的腳尖朝向前方，就可以確實伸展內收肌，並對深層淋巴起到效果。

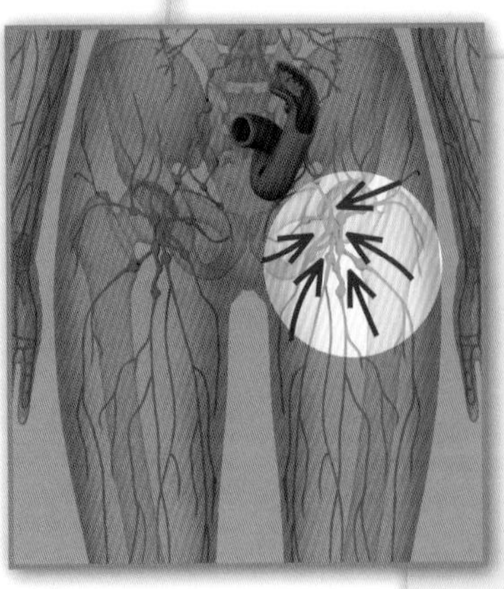

幫助促進鼠蹊部淋巴流動

「鼠蹊部淋巴結」位於鼠蹊部，而鼠蹊部同時也是下肢（腿部）、下胸壁等下身淋巴液的匯聚處。若是能夠促進鼠蹊部淋巴的流動，就可以幫助消除下身水腫，進而打造美麗的腳部曲線。

維持10秒

左右各 5 次

兩側

稍微坐在椅子上

稍微坐在椅子上，如此一來較容易伸展腳部。

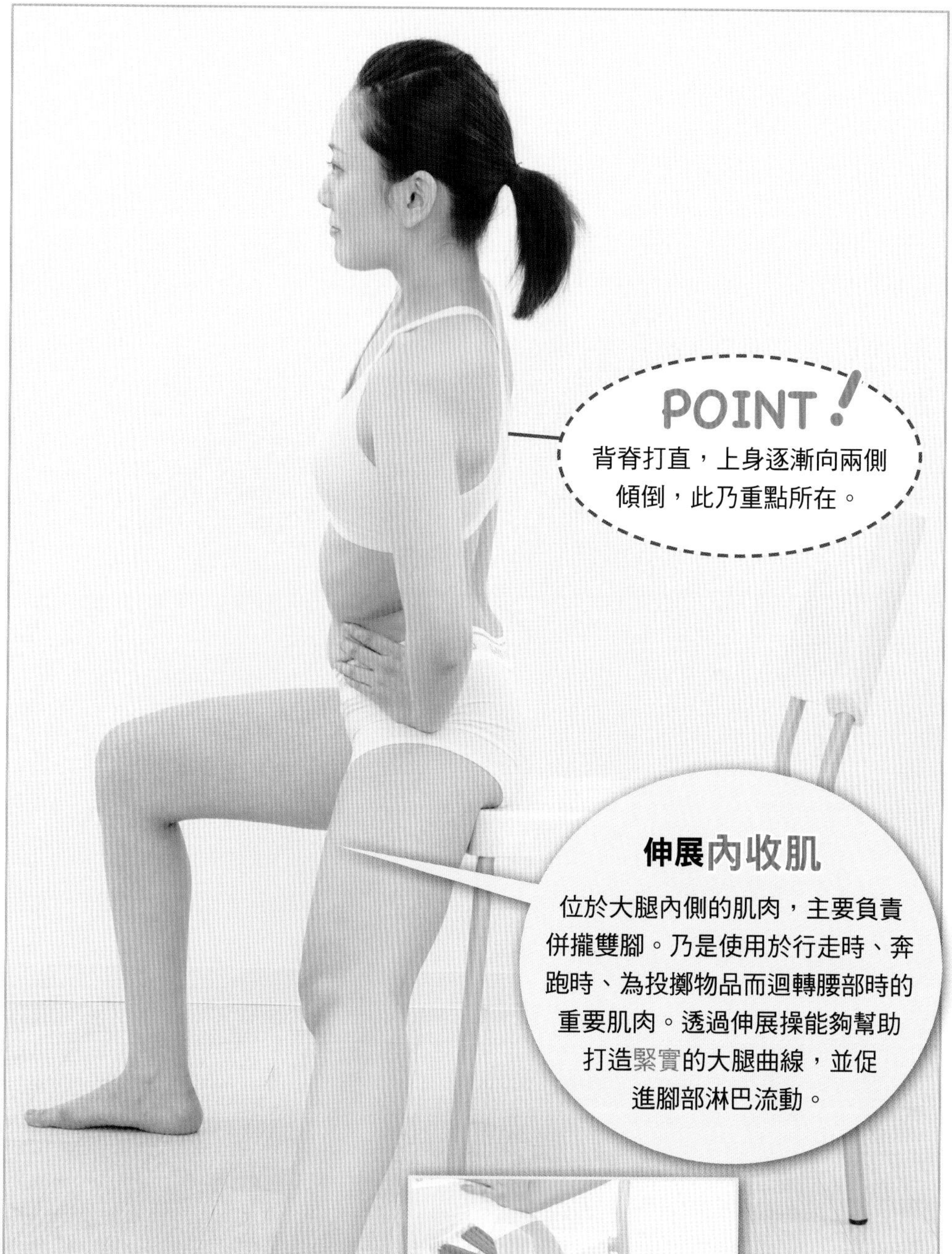

POINT!

背脊打直，上身逐漸向兩側傾倒，此乃重點所在。

伸展內收肌

位於大腿內側的肌肉，主要負責併攏雙腳。乃是使用於行走時、奔跑時、為投擲物品而迴轉腰部時的重要肌肉。透過伸展操能夠幫助打造緊實的大腿曲線，並促進腳部淋巴流動。

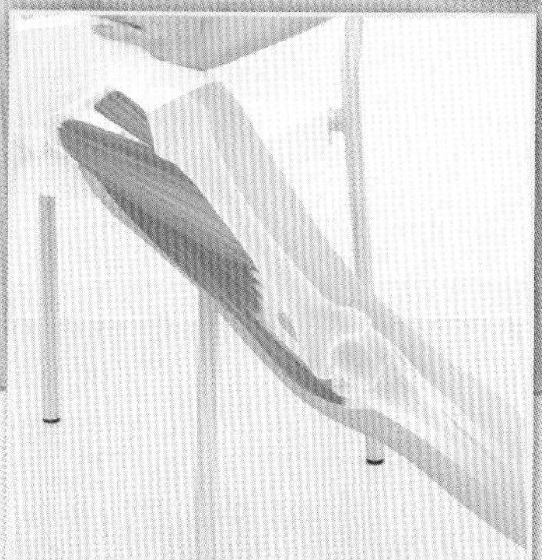

透過「震動燃脂操」幫助燃脂

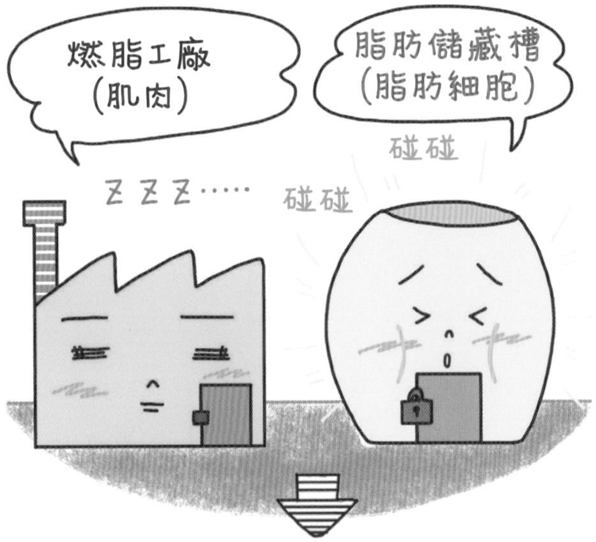

進行震動燃脂操前……

脂肪細胞平常維持上鎖狀態，因此不會將脂肪送往做為「燃脂工廠」的肌肉。肌肉此時也維持休眠狀態，不會正常運作。

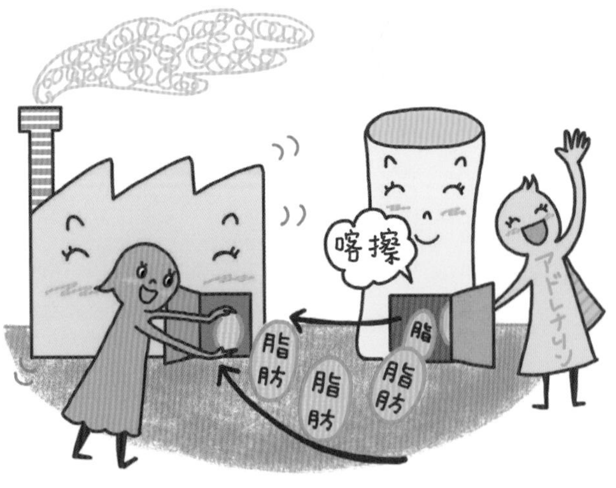

進行震動燃脂操後……

分泌腎上腺素，腎上腺素將會成為幫助開啟脂肪細胞的鑰匙。當脂肪細胞開始釋放脂肪，並與體內的脂肪酵素結合，脂肪就會隨之分解，並於肌肉遭到燃燒。如此一來肌肉的運作也將變得更為活躍。

■全身抖動

10秒

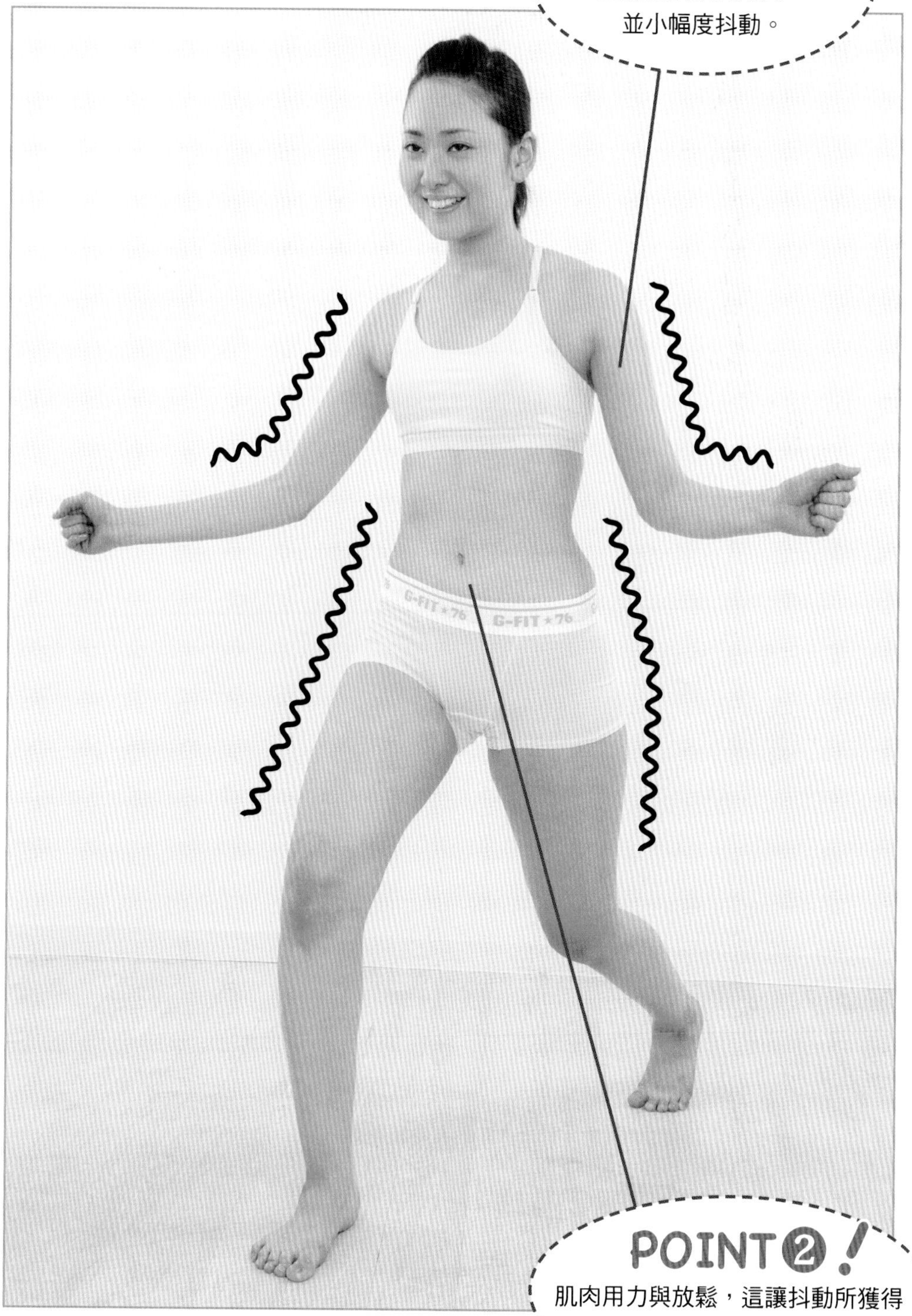
POINT❶!
重點在於肌肉用力，
並小幅度抖動。
POINT❷!
肌肉用力與放鬆，這讓抖動所獲得
的腹部燃脂作用截然不同。

全身抖動，令骨骼都感受到震動力道

呈站姿，雙手打開，單腳往前跨一步。試著全身抖動10秒，並於過程中令骨骼都感受到震動力道。身體發熱乃是燃脂過程正在進行的證據。

1

■肩膀與上臂抖動

就像是在打鼓

手肘固定不動，雙手握拳上下震動。想像自己眼前有一面鼓，並手握看不見的鼓棒左右交替敲擊鼓面，震動幅度為10cm。

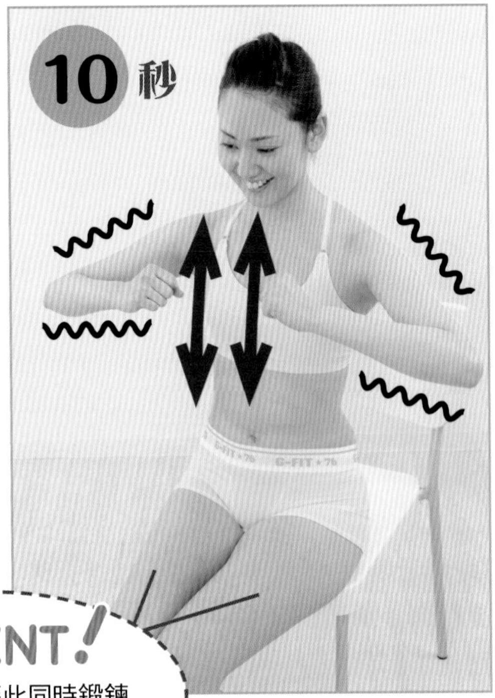

POINT!
大腿夾緊，藉此同時鍛鍊內旋肌群（p95）。

2

手臂前後震動

手肘彎曲，雙手握拳後，手肘前後小幅度震動。

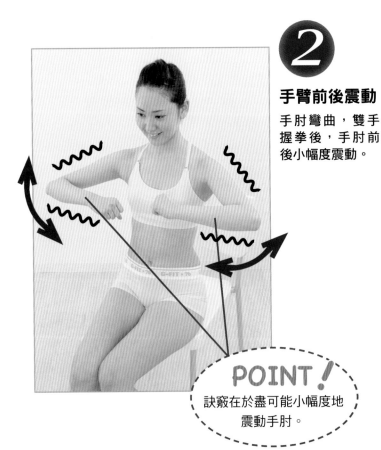

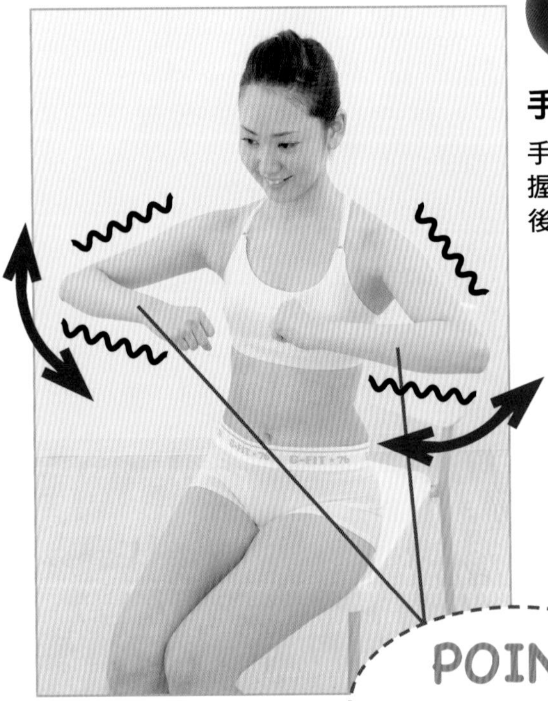

POINT!
訣竅在於盡可能小幅度地震動手肘。

10秒

■手臂抖動

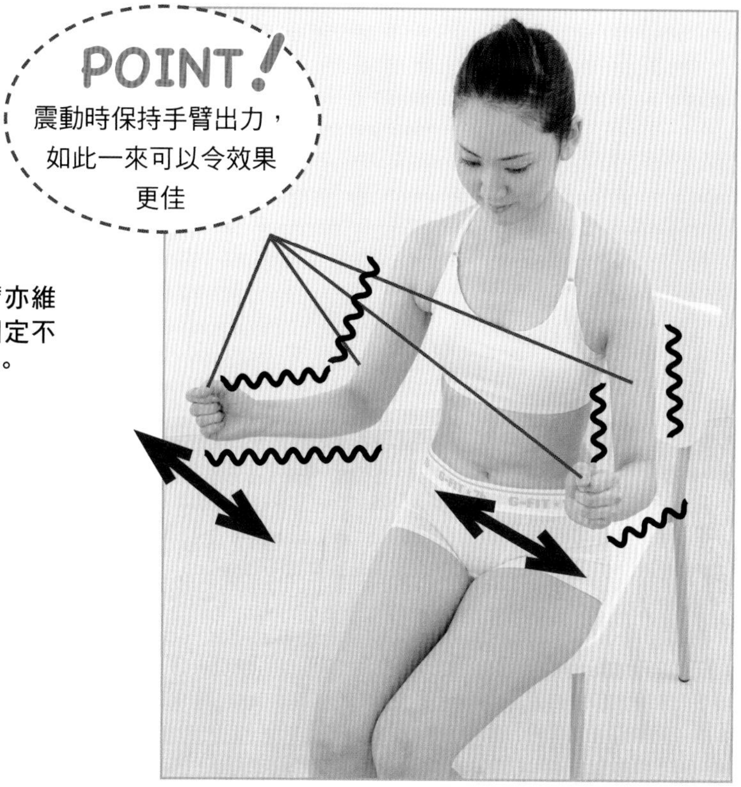
POINT！
震動時保持手臂出力，
如此一來可以令效果
更佳

手臂左右震動

雙手握拳，整支手臂亦維持出力狀態，手肘固定不動，並小幅度地震動。

■雙腳抖動

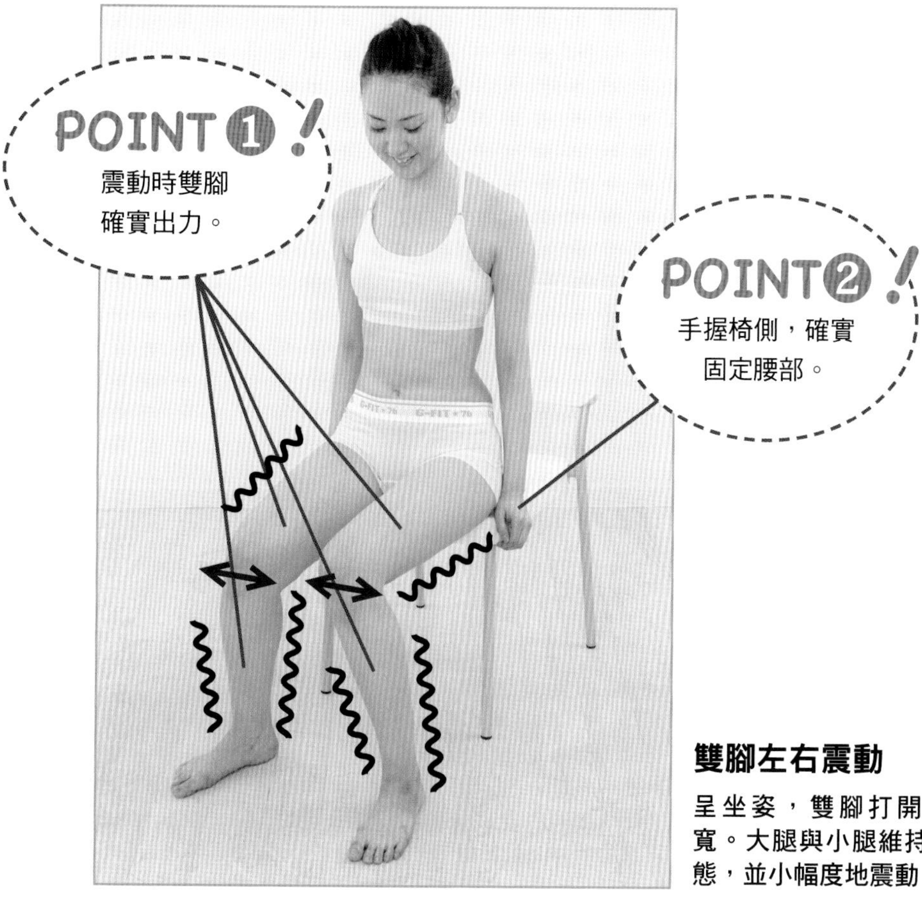
POINT❶！
震動時雙腳
確實出力。
POINT❷！
手握椅側，確實
固定腰部。

雙腳左右震動

呈坐姿，雙腳打開與肩同寬。大腿與小腿維持出力狀態，並小幅度地震動。

孕婦深層淋巴伸展操①

維持10秒

5次

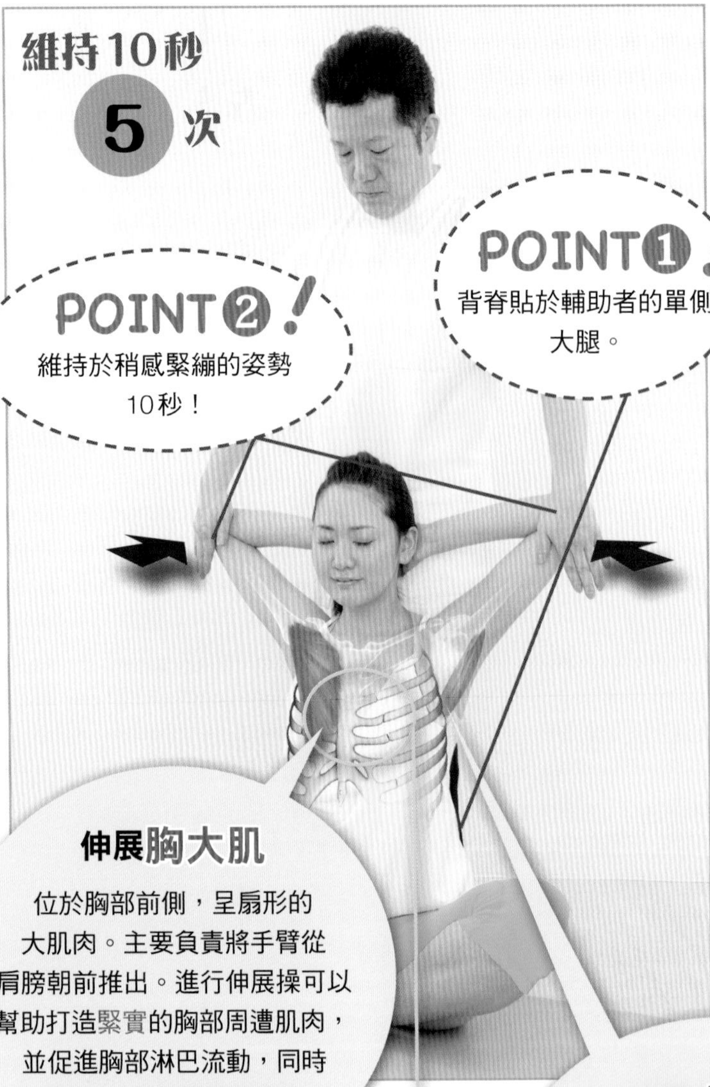

POINT①！

背脊貼於輔助者的單側大腿。

POINT②！

維持於稍感緊繃的姿勢10秒！

伸展胸大肌

位於胸部前側，呈扇形的大肌肉。主要負責將手臂從肩膀朝前推出。進行伸展操可以幫助打造緊實的胸部周遭肌肉，並促進胸部淋巴流動，同時更具有防止胸部下垂的效果。

伸展大圓肌

連結肩胛骨外側下方至腕骨前側的肌肉。透過伸展操能夠幫助矯正姿勢，同時改善手臂至肩膀的淋巴流動，進而令人體易於代謝老廢物質。

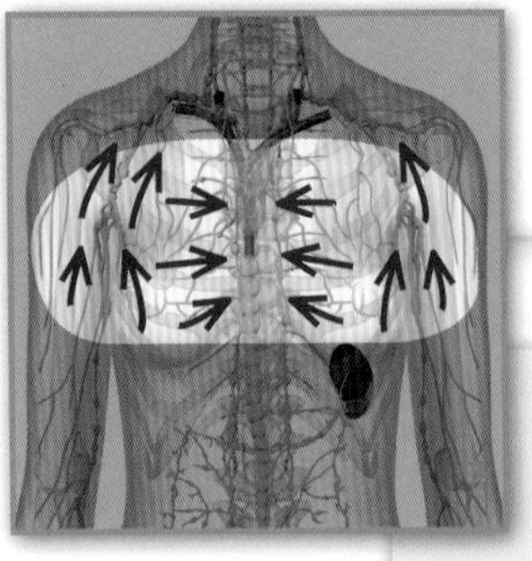

幫助促進胸部淋巴流動

若是能促進位於身體中央的粗大淋巴總管「胸管」，以及腋下淋巴的流動，就能夠加強淋巴向上吸取淋巴液的力道，進而提升全身的淋巴流動。

擴胸

盤腿而坐，雙手背於身後，並請輔助者由後方按壓手臂，藉此幫助擴胸。此動作可以幫助舒緩孕婦容易前傾的肩膀肌肉。

伸展側腹至腰部肌肉

呈臥姿，雙手打開平放。請輔助者緩慢地將單腳向側邊傾倒。此時腳下可以墊一條捲成圓筒狀的毛巾，如此一來會較為舒適。

維持10秒
左右各 5 次

伸展腹內斜肌

位於側腹的紅肌（內在肌），其外側是腹外斜肌。透過伸展操能夠幫助打造緊實的腰圍，同時促進腋下至側腹的淋巴流動。

POINT①!
輕柔地按住肩膀，令其貼緊地面。

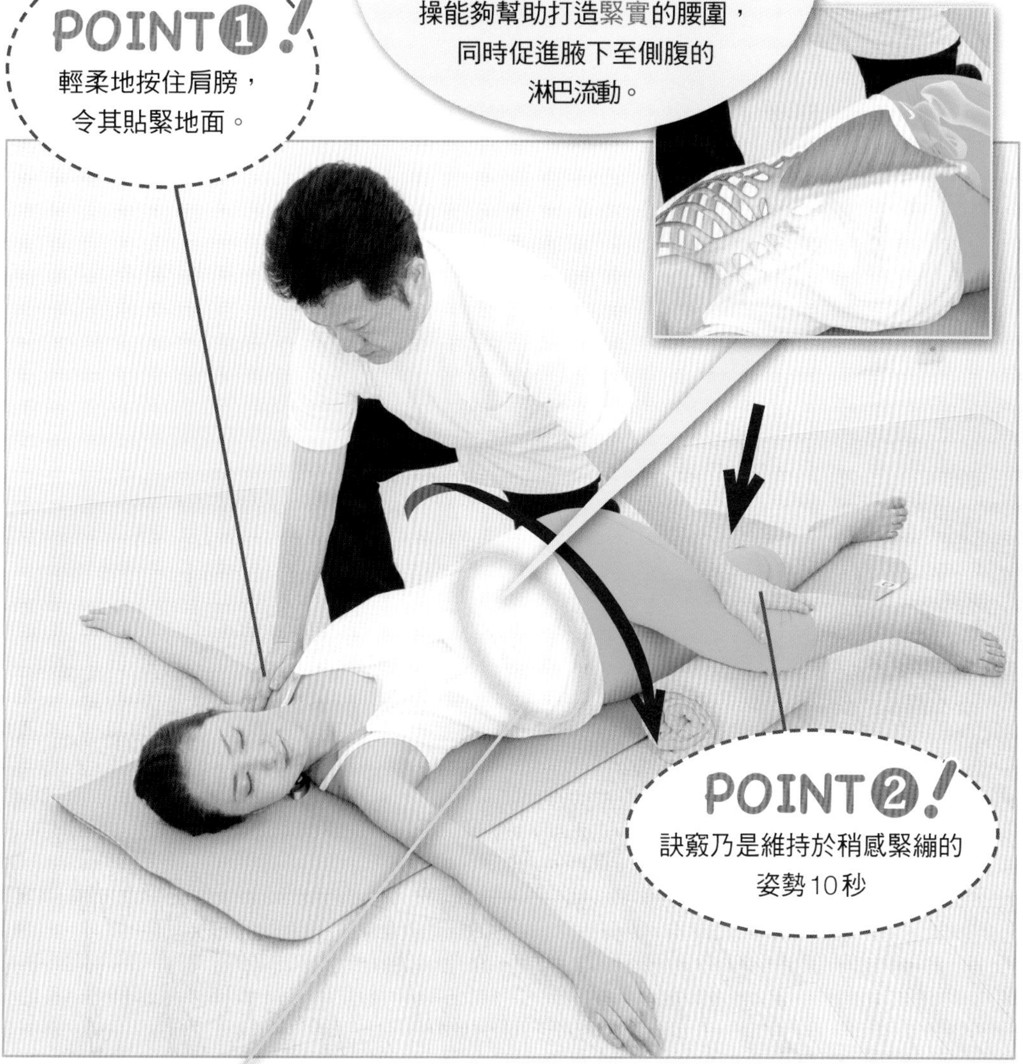

POINT②!
訣竅乃是維持於稍感緊繃的姿勢10秒

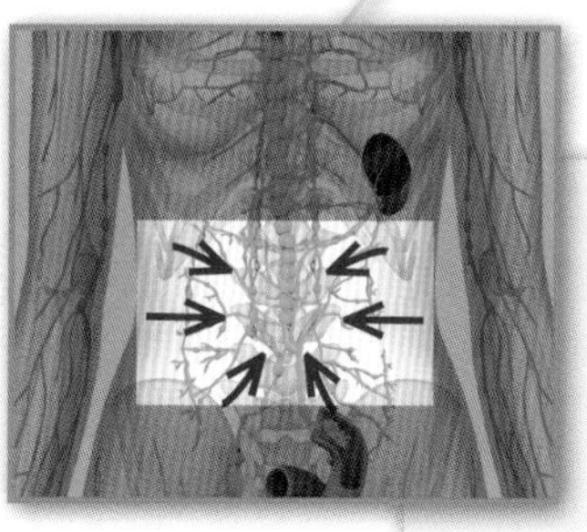

幫助促進腹部淋巴流動

卵巢、子宮，乃至於諸多臟器的周遭皆有淋巴存在，若是能夠促進淋巴流動，就能夠幫助消除腰部周遭以及腳部水腫的情形。

孕婦深層淋巴伸展操②

維持10秒

左右各 5 次

伸展臀部以及髖關節

仰躺，單腳抬高，請輔助者幫助握持膝蓋以及腳踵，同時按壓髖關節以及臀部，藉此令其伸展。

POINT❶!

稍感緊繃時即停止，並維持該姿勢10秒。

POINT❸!

不可過於用力以致對腹部形成壓迫。

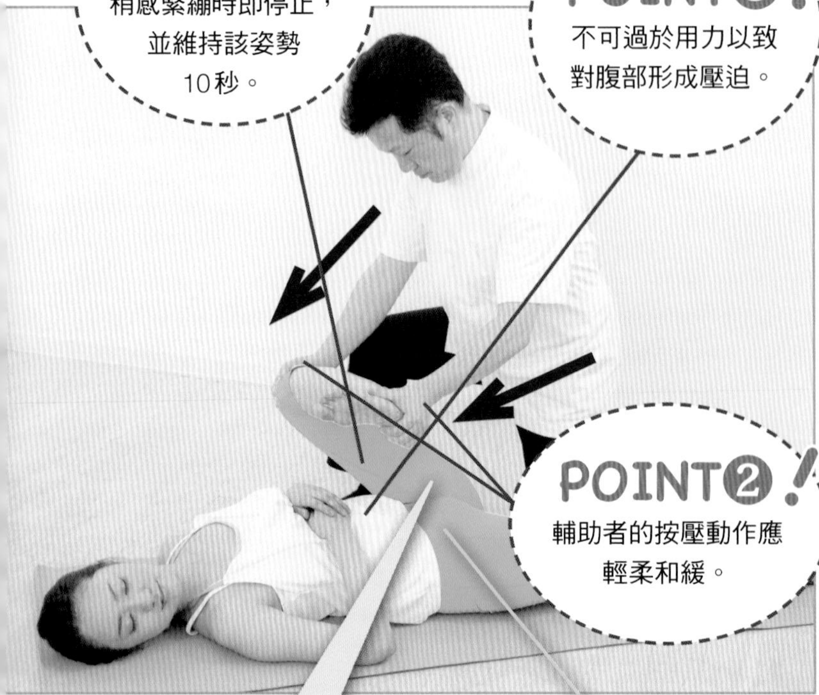

POINT❷!

輔助者的按壓動作應輕柔和緩。

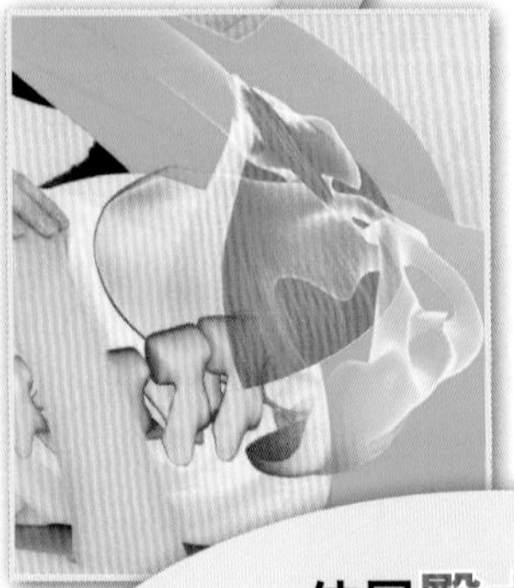

伸展臀大肌與短內旋肌流動

臀大肌為位於臀部的大肌肉，負責向後抬腳以及向外側扭腳。短內旋肌則位於恥骨，與髖關節動作可謂息息相關。透過伸展操能夠促進淋巴流動，並令髖關節周遭的動作變得順暢，就連走起路來也會更加輕鬆。

幫助促進鼠蹊部淋巴流動

「鼠蹊部淋巴結」位於鼠蹊部，為來自下身之淋巴液的匯聚處。若是能夠促進鼠蹊部淋巴的流動，就可以幫助消除下身水腫，進而獲得輕盈的腳部。

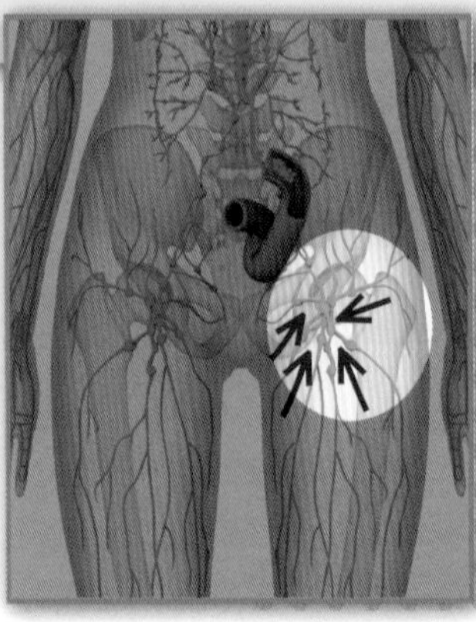

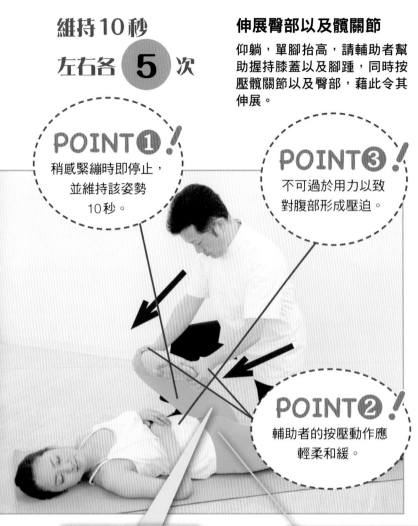

維持10秒
左右各 5 次

伸展大腿

側躺，手肘枕在頭下，並請輔助者將自己的膝蓋深深地向後彎曲，程度為腳掌碰到腰部。使用枕頭會讓動作進行更為舒適。

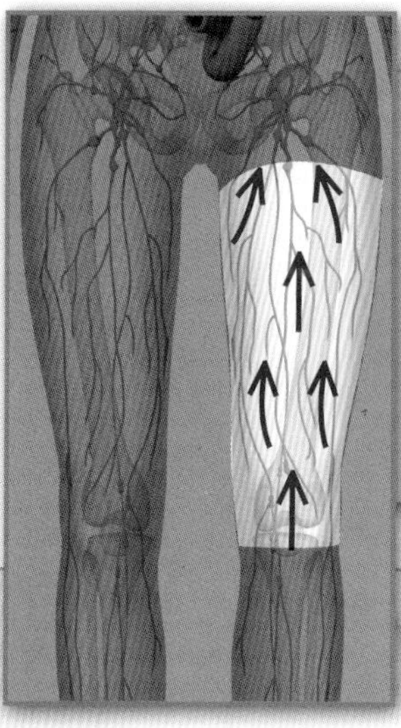

幫助促進
大腿部位的淋巴流動

位於膝蓋和鼠蹊部之間的大腿淋巴，是下肢淋巴中相當重要的部分。只要這部分的淋巴循環變好，大腿的浮腫和疲勞感都會獲得改善，也會減輕膝蓋的負擔。

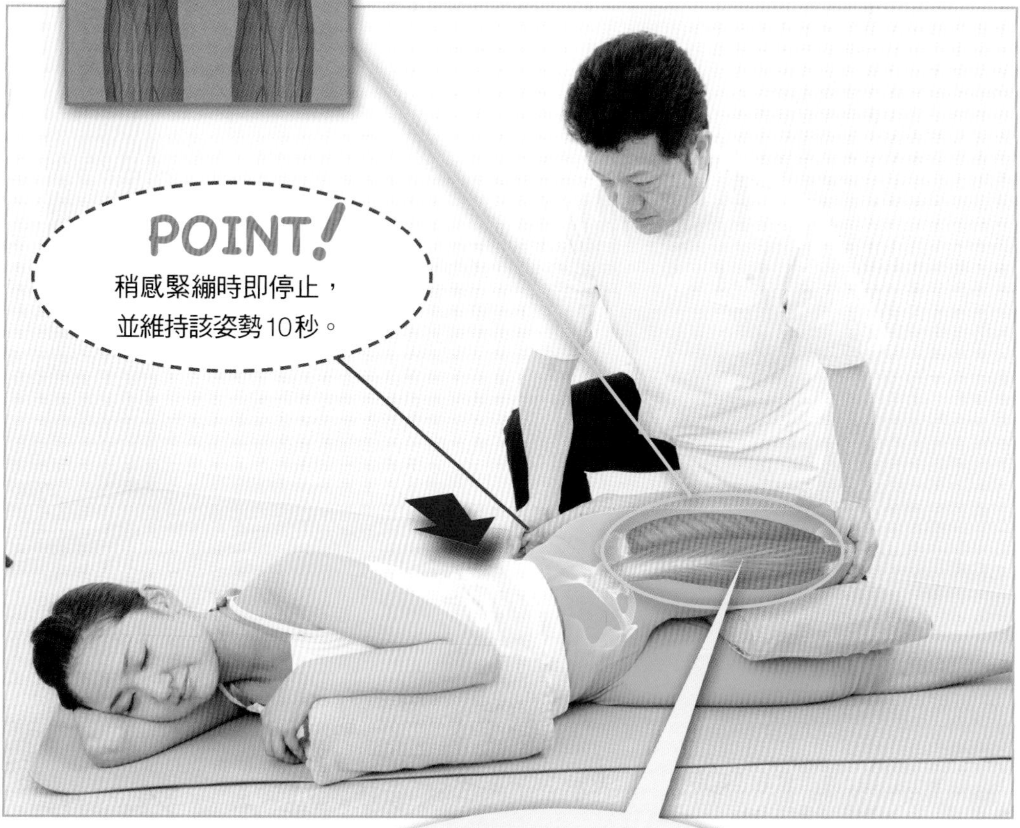

POINT!
稍感緊繃時即停止，
並維持該姿勢10秒。

伸展股四頭肌

位於大腿前側，又可分為骨外側肌、股內側肌、股中間肌、股直肌等四個部位。透過伸展操能夠幫助促進大腿等處的淋巴流動，進而打造輕盈而緊實的腿部曲線。

chapter 4

淋巴伸展操與減重

下面就讓我來介紹甚麼是淋巴吧。
只要掌握淋巴具有怎樣的作用與功效，
就能夠隨之詳細理解為何淋巴伸展操與
淋巴按摩能夠有效幫助減重與養顏美容了。

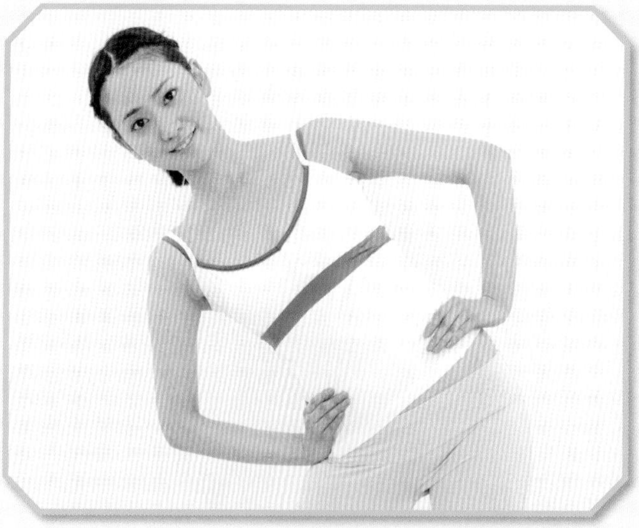

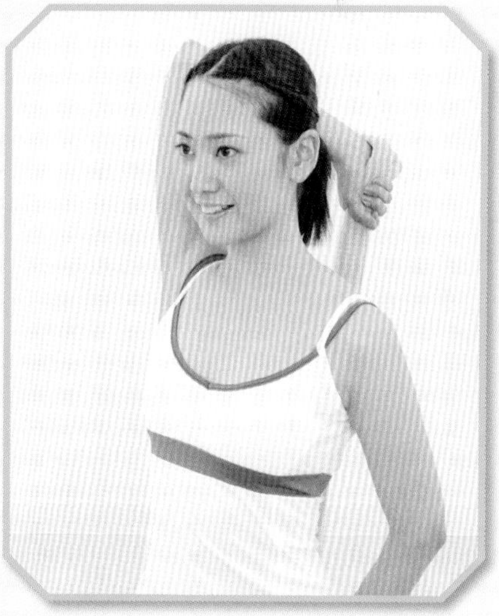

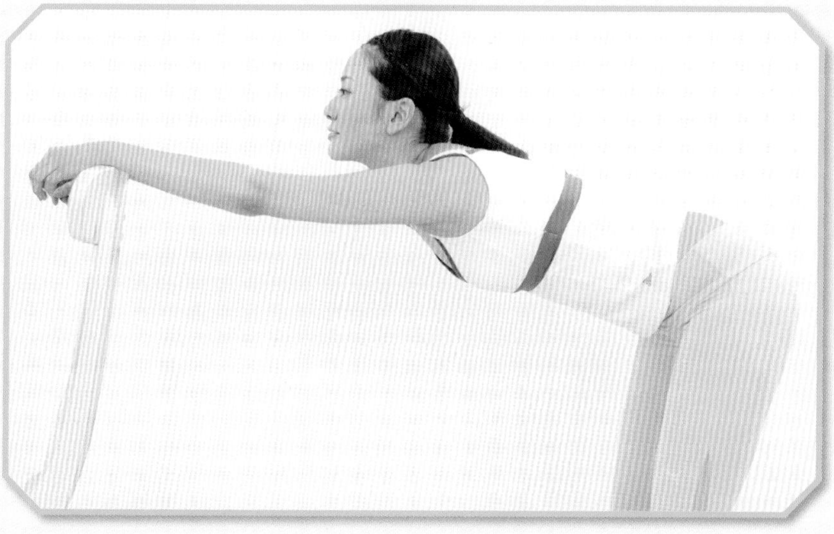

淋巴是甚麼？又生長在人體的哪個部位？

正如負責運輸血液的血管遍布體內各處，淋巴管也呈網狀沿著血管遍布於我們的體內各處。

而淋巴管就宛如河川的源頭，細小的淋巴管會多次匯聚，進而形成粗大的淋巴管。而淋巴液就通過淋巴管流動於體內各處。淋巴管的功用之一是回收不小心自血管滲出的營養源（血漿），但是在回收的過程當中也會同時納入老廢物質、細菌等有害物質，此時淋巴結則會起到濾網的作用，擋下這些有害物質。而此處也會製造人體免疫力的領袖——白血球，進而避免人體受到異物傷害。

淋巴液從手腳等部位出發之後，會一路會合，並進入位於體內深處的深層淋巴管。而每次只要通過淋巴結，當中所蘊含的異物就會被過濾，最後在與粗大的淋巴總管匯聚之後，就會從位於鎖骨下方的靜脈角進入心臟。

淋巴遍布體內各處

「淋巴管」、「淋巴液」、「淋巴結」構成了淋巴

「淋巴管」、「淋巴液」、「淋巴結」等三種元素構成了淋巴。我們將含有以上三種成分的淋巴網絡統稱為「淋巴」或是「淋巴系統」。

淋巴透明無色，路徑沿著血管

淋巴遍布體內各處，就像是負責運輸血液的血管一般。位於指尖與腳尖的細小淋巴管會重複匯聚，進而形成粗大的淋巴管，而所謂的淋巴管與淋巴結其實透明無色，流動於其中的淋巴液同樣是透明無色的液體。

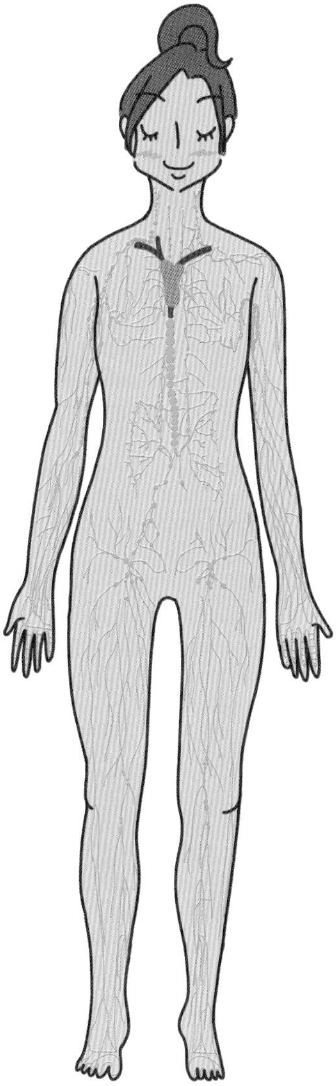

流動於全身各處的淋巴

淋巴管與血管都遍布人體各處。而淋巴結則分布於淋巴管流動的路徑上，負責阻擋淋巴液當中所含的有害物質，作用就像是一面細緻的濾網。

由組織液形成的淋巴液

裝有血液的試管上方半透明的澄澈液體稱為血漿。而從血管滲出的血漿會成為組織液，當組織液被淋巴管回收後，就會形成淋巴液。

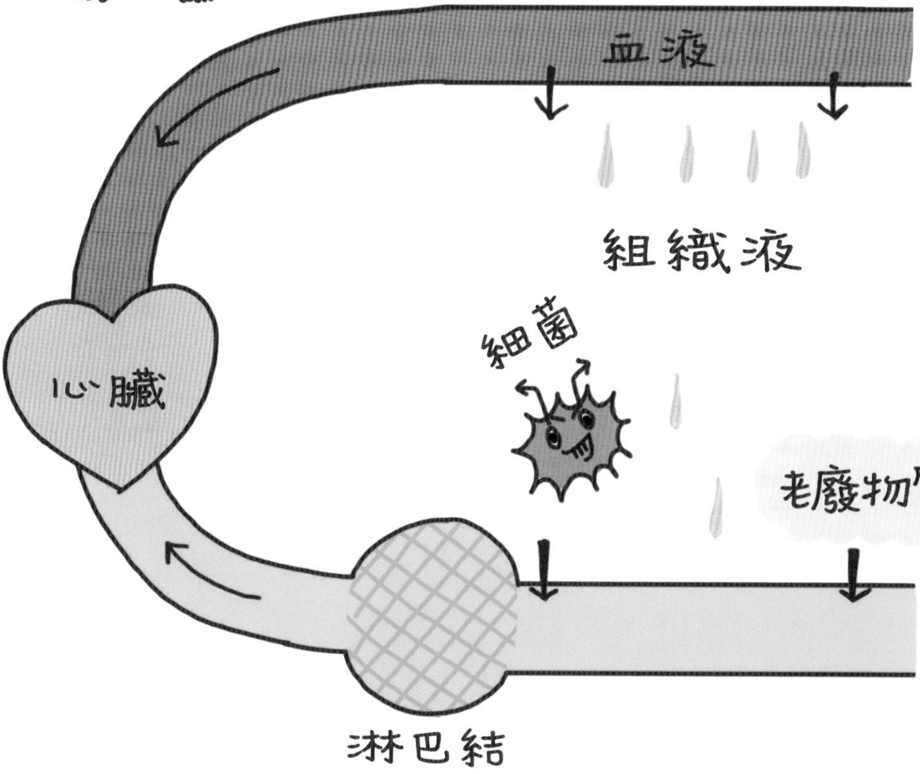

避免疾病危害身體，同時維持體內清潔的淋巴結①

「淨化作用」乃是其重要效果之一

人體內的淋巴結約高達八百個

全身各處約有八百個淋巴結，又以被稱做四大淋巴結的「頸部」、「腋下」、「鼠蹊部（腳部與上身連結處）」、「膝蓋內側」集合有大量淋巴結，是淋巴結的重要據點。

淋巴結能夠過濾老廢物質與有害物質，藉此維持體內清潔

淋巴結具備「淨化作用」，能夠化身細緻的濾網，幫助過濾淋巴液中的老廢物質，以及諸般對人體有害的物質。因此每當淋巴液流經淋巴結，就能夠變得潔淨。

淋巴結是淋巴管的中轉站，人體內約座落有八百個淋巴結，特別是「頸部」、「腋下」、「鼠蹊部（腳部與上身連結處）、「膝蓋內側」等處集合有大量淋巴結，因此又被稱做四大淋巴結。

淋巴結主要有兩大效果，其一是「淨化作用」。

淋巴液於淋巴管中流動，除了含有蛋白質與脂肪等營養素之外，亦含有氨與尿酸等對人體有害的老廢物質。而每當淋巴液通過淋巴結，淋巴結就能夠化身細緻的濾網，幫助過濾並去除其中所含的老廢物質。因此能夠保持淋巴液維持潔淨狀態，進而遏止有害物質於體內四處流動。

而僅含有營養素的潔淨淋巴液則會進入靜脈，最後抵達心臟。

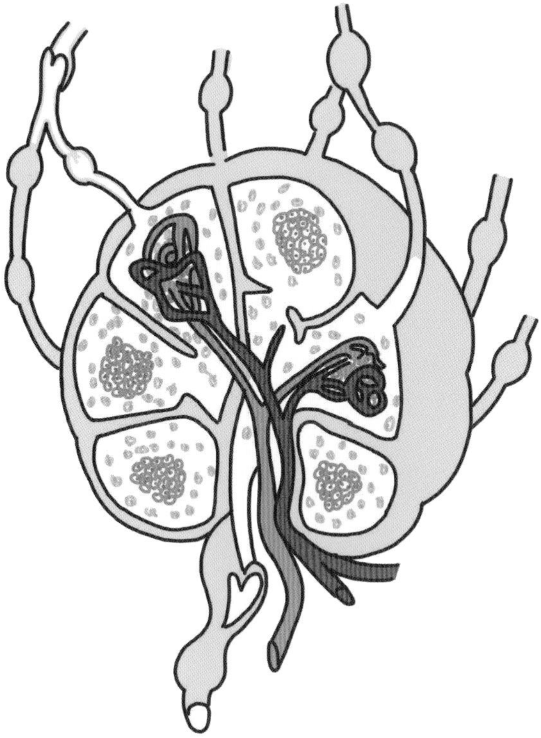

淋巴結的職責

淋巴結的大小不一，最小者約為一毫米，最大者則約為二十五毫米。而淋巴結的主要職責則為化身濾網去除淋巴液中的老廢物質，以及生成淋巴球以幫助擊退細菌。

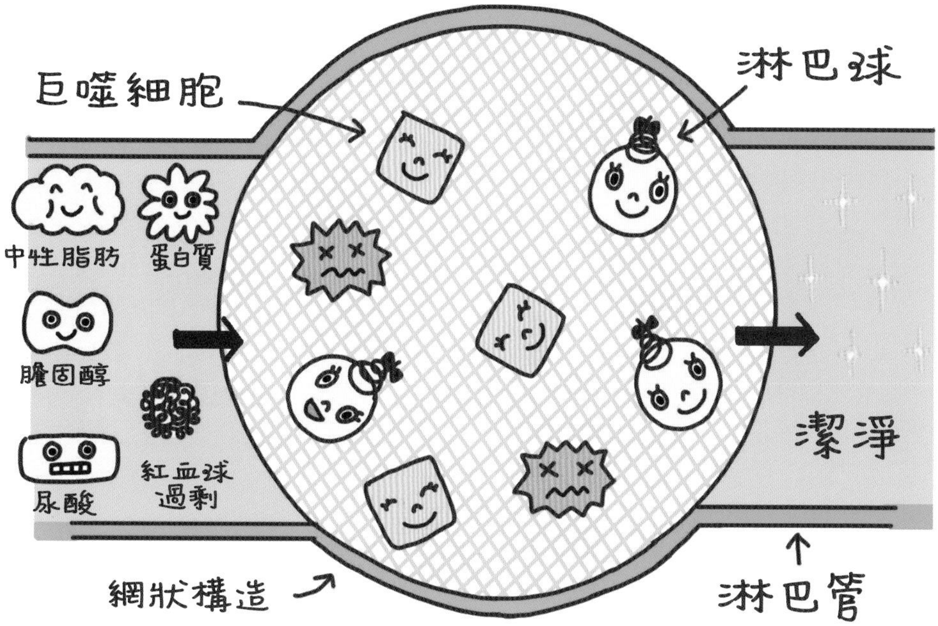

淋巴結能幫助去除老廢物質

淋巴結當中佈滿細緻的濾網，能夠幫助過濾淋巴液所含的尿酸、氨等老廢物質。

避免疾病危害身體，同時維持體內清潔的淋巴結②

「免疫功能」則是淋巴結另一大效果。淋巴結具有保護人體免於受到病原菌等物感染的效果。

人體具有防禦機制，每當細菌以及病毒等物進入體內或是血液當中時，白血球就會予以反應，對細菌與病毒予以迎頭痛擊。而淋巴結更是能生成白血球當中最為強大的淋巴球。

而存在於組織液當中的細菌與病毒會隨著組織液一起被回收至淋巴管，過程當中一定會要通過淋巴管，此時身為最強戰士的淋巴球就會將之擊退。結果得以防止病原菌流往全身各處。一旦上述的免疫功能失常，人體受傷就會較慢癒合，同時也會容易感冒，由此可見淋巴起到了守護身體健康的作用，讓我們免於染病。

順帶一提，巨噬細胞則負責吞噬於淋巴結當中遭到擊潰的病原菌殘骸，進而令淋巴結內常保潔淨。

「免疫功能」乃是其重要效果之二

幫助擊退細菌以及病毒等，藉此避免人體遭受感染

當細菌以及病毒進入體內時，執掌人體防禦機制的白血球就會產生反應。特別是淋巴結會製造出白血球當中最為強大的淋巴球，進而幫助擊退侵入體內的細菌、病毒等病原菌。

巨噬細胞則負責處理病原菌的殘骸

除了淋巴球之外，淋巴結也會製造巨噬細胞。該細胞會吞噬遭到擊敗的病原菌殘骸，進而讓淋巴結時常維持清潔狀態，沒有病原菌殘骸遺留。

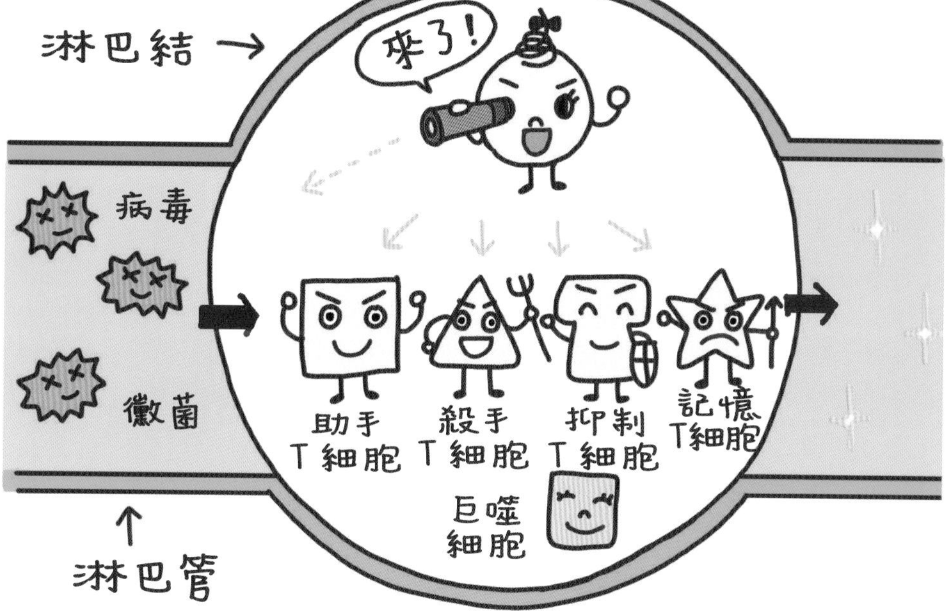

幫助擊退病原菌

淋巴結負責製造身為最強白血球戰士的淋巴球。淋巴球能夠幫助擊退病原菌，並防止黴菌與病毒流動至全身，進而避免人體染病。

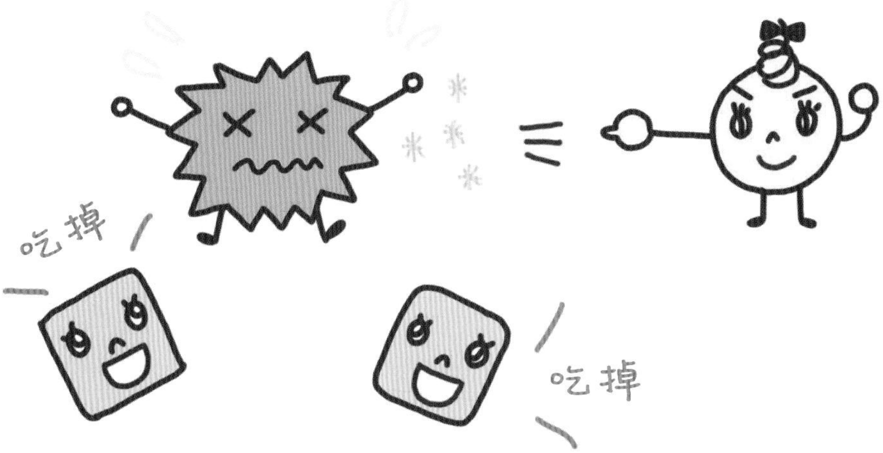

巨噬細胞負責處理病原菌的殘骸

淋巴結除了會製造負責從疾病魔掌中守護人體健康的淋巴球之外，也會製造「巨噬細胞」。巨噬細胞會吞噬遭到淋巴球擊潰的病原菌殘骸，進而維持淋巴結內潔淨，不會留有病原菌殘骸。

左右不同的淋巴流動

左側淋巴比右側淋巴寬廣一倍以上

下身與左上身為左側，右上身為右側

淋巴的一大特徵在於左側淋巴分布比右側淋巴寬廣許多。其中兩腳、腹部、腰部等處的淋巴皆屬於左側淋巴的領域，而左右淋巴最後皆會流往位於鎖骨下方的靜脈夾角。

淋巴流動開始於「微淋管」

淋巴流動由位於腳尖與指尖的微淋管開始。微淋管是一種位於皮下淺層位置的淋巴，而當複數的微淋管重複匯聚，最後就會逐漸形成內部具有粗大瓣膜的粗壯淋巴管。

淋巴管流動於全身各處，路線幾乎貼其血管，但是淋巴流動並非左右對稱。左側淋巴與右側淋巴會分別沿著不同路徑，最後流往位於左右鎖骨下方的靜脈夾角。

在右側的流動路徑當中，右臂與右上半身的淺層淋巴會先匯聚至右淋巴總管，最後再流往位於右側鎖骨下方的靜脈夾角。

而左側淋巴的分布又比右側淋巴寬廣許多。兩腳的淋巴管會匯聚至做為腳部與上身連結處的左右鼠蹊部，最後再與來自骨盆的淋巴結合為一，形成腰部淋巴總管。

而腰部淋巴總管會進一步與來自腸道的腸道淋巴總管會合。此時淋巴液當中因摻雜有小腸吸收的脂肪，因此呈現混濁的乳白色。這稱做「乳糜」，蓄積有乳糜處則稱做「乳糜池」。而左側淋巴的最終目的則是連結至做為左側淋巴總管的胸管。

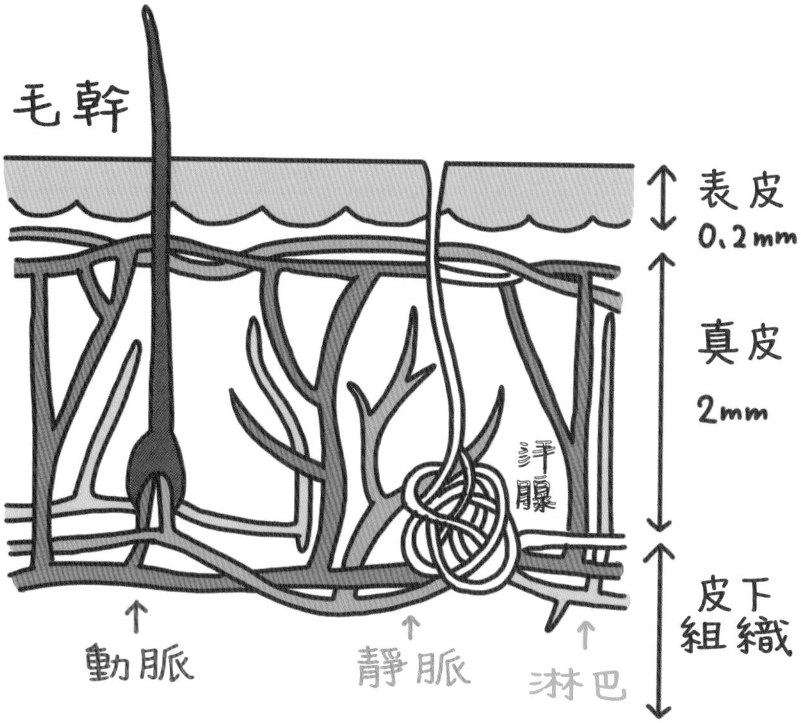
毛幹
表皮
0.2mm
真皮
2mm
汗腺
皮下組織
動脈
靜脈
淋巴

微淋管的流動區域接近皮膚表面

當淋巴液自微血管當中滲出之後，就會匯聚至淋巴管。起點位於腳尖與指尖的微淋管屬於淺層淋巴，流動區域位於皮膚表面下方。而當複數微淋管集合，就會逐漸形成內部具有瓣膜，能夠防止淋巴液逆流的粗壯淋巴管，並於流經複數淋巴結的過程中逐漸加粗，最後形成淋巴總管。

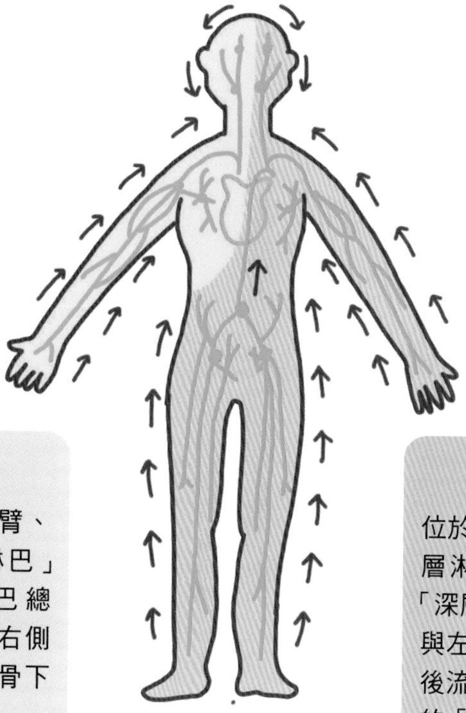

右側淋巴

位於人體右側的右臂、右上半身「淺層淋巴」會匯聚至右側淋巴總管，最後流往位於右側鎖骨下方的「右鎖骨下靜脈」。

左側淋巴

位於人體左側的兩腳「淺層淋巴」會流往腹部的「深層淋巴」，並通過胸管與左上身的淋巴會合，最後流往位於左側鎖骨下方的「左鎖骨下靜脈」。

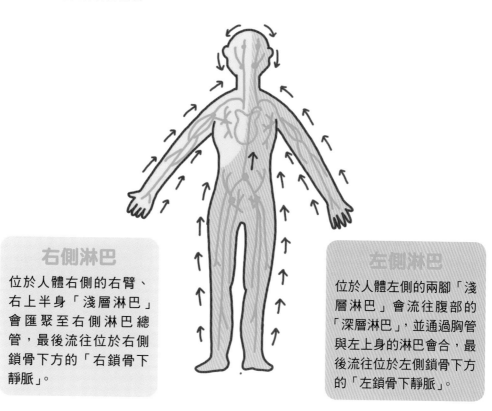

淋巴可分為淺層淋巴與深層淋巴

淺層淋巴位於皮膚下方，深層淋巴則位於體內深處

當淺層淋巴流動較佳，就能夠獲得養顏美容效果

淺層淋巴的流動區域位於皮膚下方，接近靜脈。若是能透過淋巴按摩刺激淋巴流動，就可以擺脫水腫以及痠痛等症狀，同時令淋巴液順暢代謝，進而提高養顏美容效果。

當深層淋巴流動較佳，就能夠獲得減重、緊實等效果

深層淋巴位於接近骨骼的肌肉（內在肌）周遭，透過淋巴伸展操不僅能促進淋巴流動，更能夠加速內在肌的活動代謝，進而提高緊實周遭贅肉的效果。

淋巴可分為兩種，其一是淺層淋巴，其二則是深層淋巴。

淺層淋巴位於皮膚下方，並沿著血管呈網狀流動。因此若是能透過淋巴按摩給予刺激，就能夠幫助舒緩水腫、疲勞、身體緊張等症狀。此外也能促進體內淋巴液的新陳代謝，進而發揮優異的養顏美容效果。

另一方面，深層淋巴則分布於人體深處的內在肌上。流動於接近骨骼的肌肉，亦即內在肌旁乃是其特徵所在。

當我們給予深層淋巴刺激，不僅能促進淋巴流動，更能夠幫助加快深層肌的活動代謝。而當活動代謝的速度加快，就能夠令緊實周遭贅肉的效果提升，並獲得減重效果。

刺激深層淋巴

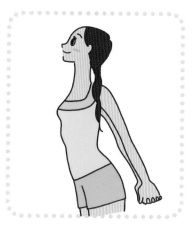

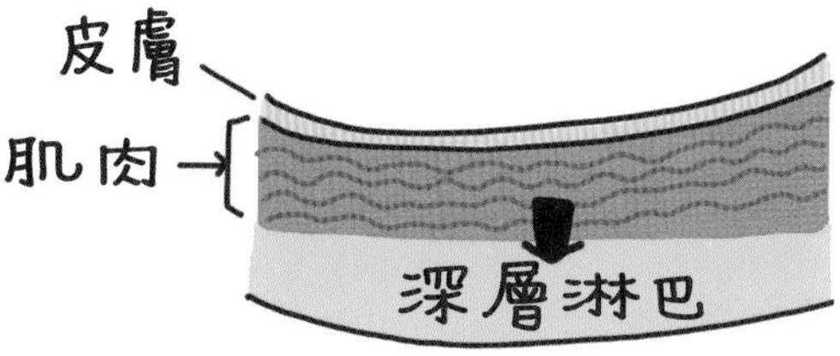

進行淋巴伸展操時確實維持伸展狀態，藉此確實給予身體內部伸展作用，此乃刺激深層淋巴，並促進其流動的訣竅所在。希望各位在進行淋巴伸展操時至少需維持十秒。

刺激淺層淋巴

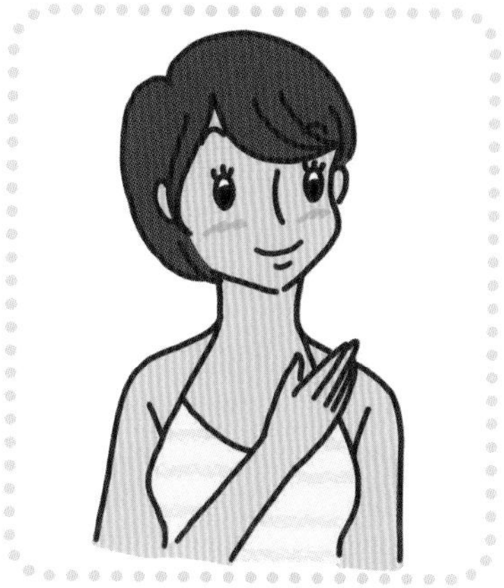

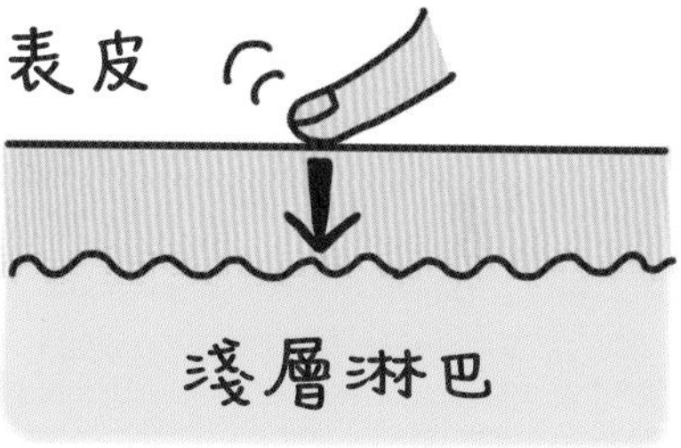

請對位於皮膚下方的淺層淋巴施加輕柔力道，此乃刺激淺層淋巴的訣竅所在。摩擦按摩對於淺層淋巴來說已經能夠發揮充分的刺激效果，用力過猛只會適得其反。

當深層淋巴的流動欠佳……

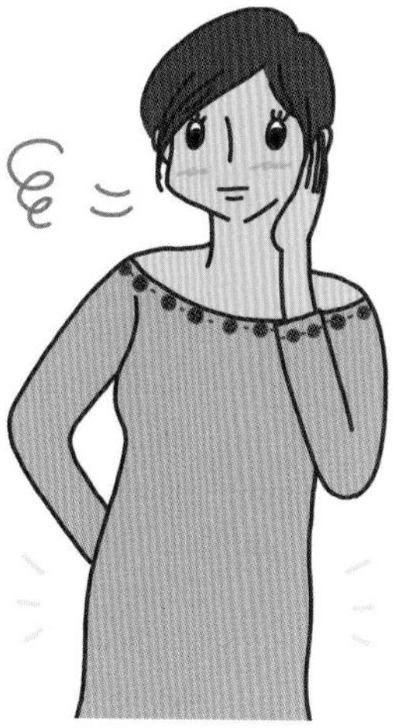

長出多餘脂肪與贅肉，或是成為易胖體質。

當淺層淋巴流動欠佳……

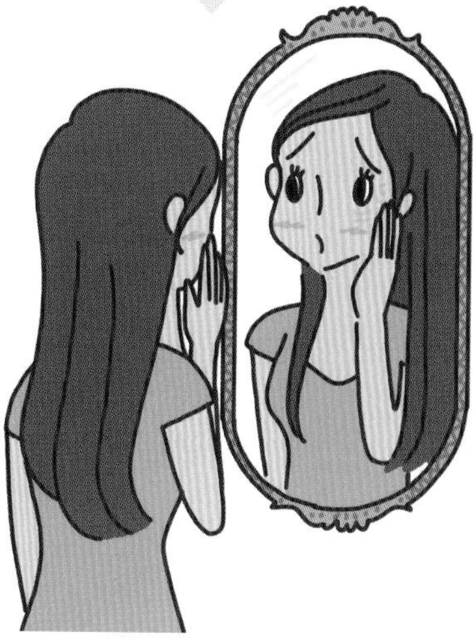

老廢物質容易囤積，或是斑點、暗沉、皺紋等肌膚問題纏身。

淋巴與血液在性質與功用上的差異①

血液為「循環」，淋巴則為「單向道」

血液以心臟為起點，循環流動至全身各處

血液以心臟為起點，循環至全身各處。當血液從心臟流往動脈，並抵達微血管時，就可以向細胞提供人體所需的氧氣與營養素。之後則會在通過靜脈時順道回收老廢物質與二氧化碳，最後返抵心臟。

淋巴流往心臟的過程是一條單向道

淋巴流往心臟的過程是單向道。淋巴流動的起點是位於手腳的微淋管，而非血液循環以心臟做為起點。過程中淋巴會逐漸匯聚，並在流至淋巴總管之後進入靜脈，最後抵達心臟。

血管當中流有「血液」，淋巴管當中則流有「淋巴液」，兩者皆為體內的巨大「潮流」，也有志一同地以心臟做為最終目標，但是兩者在性質以及職責上卻大相逕庭。

當心臟送出血液之後，血液會通過動脈從微血管當中滲出，並將營養素與氧氣送往全身細胞。之後則會於通過靜脈時順帶回收人體各處所產生的老廢物質與二氧化碳，並返抵心臟。由此可見，血液循環以心臟做為起點，以全身做為循環範圍。

另一方面，淋巴液則不會循環，流往心臟的過程是一條單向道，與血液循環各異其趣。淋巴液的流動乃是以位於手腳前端的微淋管做為起點。

從血管滲出的組織液當中含有營養素，淋巴液會在流往淋巴總管的過程當中回收這些營養素，同時擊潰細菌等病原菌，並在匯聚於鎖骨下方的鎖骨下靜脈之後，最後抵達心臟。

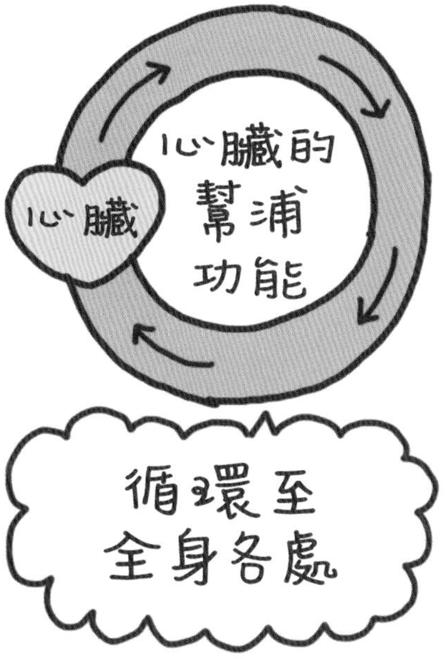

不停循環的血液流動

血液循環以心臟做為起點。當血液通過動脈抵達微血管後，就會改通過靜脈返抵心臟。

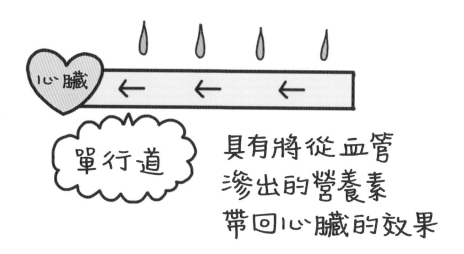

淋巴通往心臟的路徑為單行道

不同於血液循環，淋巴通往心臟的路徑為單行道。當淋巴液流至淋巴總管之後，就會通過鎖骨下靜脈匯聚於心臟。

淋巴與血液在性質與功用上的差異②

心臟的幫浦功能令血液得以循環至全身各處，但是淋巴這個器官並非藉由心臟的幫浦功能來活動。淋巴管本身即會自發性地收縮，進而發揮幫浦功能，讓淋巴液得以流動。但是其幫浦功能卻並不如心臟般優異，因此在速度上也相當遲緩。

於就寢時，淋巴管自發性的細微幫浦功能仍能夠令淋巴液維持正常流動，但是在起床活動時，光憑淋巴管的幫浦功能並不足夠。因此我們必須多加活動位於淋巴管周遭的肌肉，藉此活化淋巴流動。肌肉可說在淋巴流動上擔任重要職責。

當因為缺乏運動而導致肌肉量減少、肌肉痠痛、肌肉疲乏等情形時，淋巴流動也會隨之變差。因此對於淋巴來說，活動肌肉一事可謂相當重要。

心臟是血液的幫浦，肌肉則是淋巴的幫浦

活動肌肉能夠幫助活化淋巴流動

當心臟扮演好幫浦的角色，就可以令血液循環順利流動於血管當中；而淋巴本身並不具備足以取代心臟的優異幫浦效果，因此我們必須多加活動肌肉，進而令其扮演好幫浦的角色，以達成活化淋巴流動的目的。

腎臟負責過濾血液，淋巴結則負責過濾淋巴液

腎臟負責過濾血液中的老廢物質，淋巴結的細緻濾網則負責過濾淋巴液當中的老廢物質。也因為上述的淨化作用，讓淋巴液每當通過淋巴結就會變得潔淨。

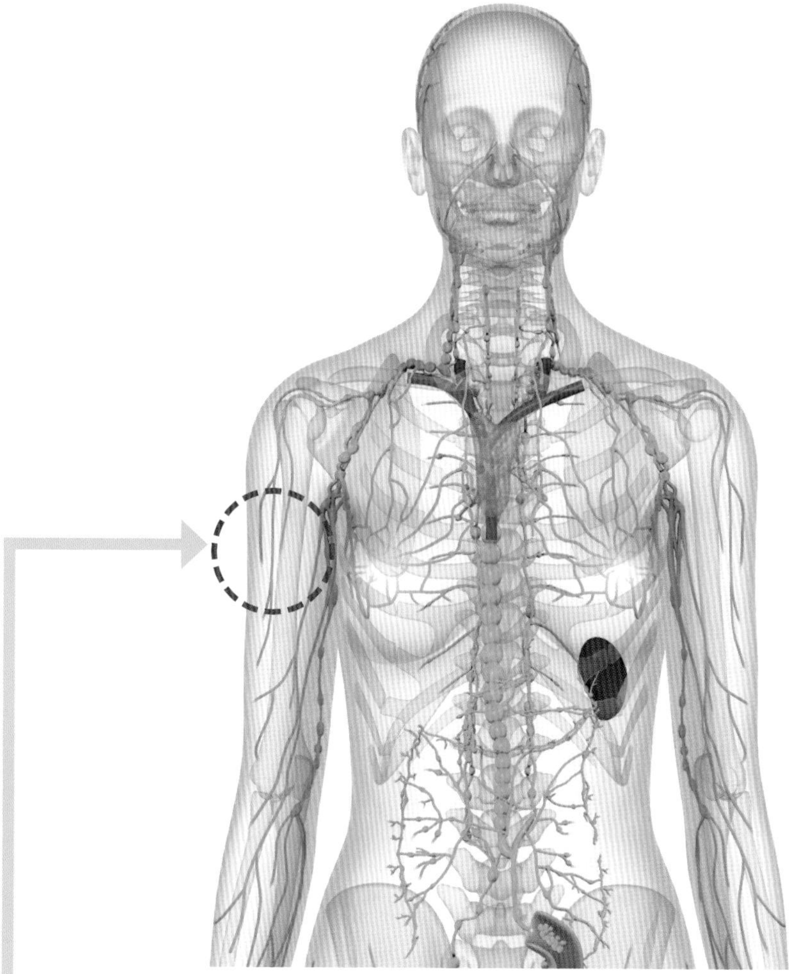

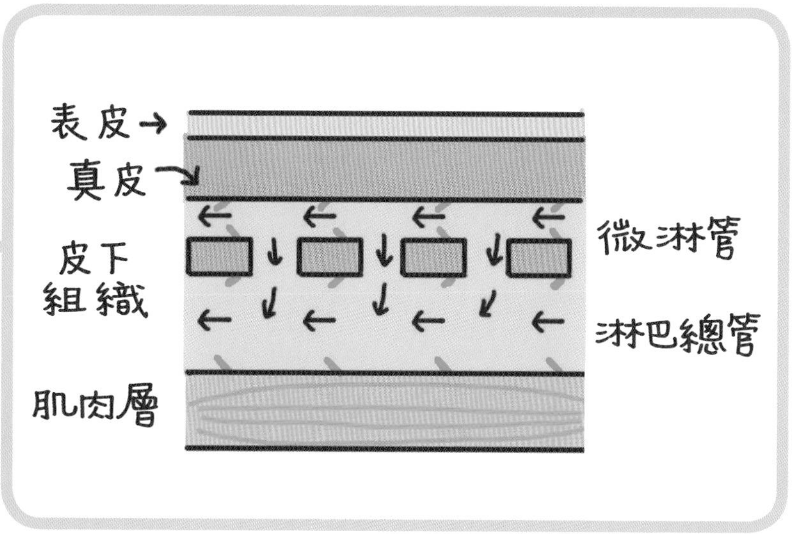

淋巴管的幫浦功能令淋巴流動

淋巴管具有自發性收縮的幫浦功能，進而令淋巴液流動。但是淋巴管的幫浦功能並不如心臟般強大，因此在速度上也相當遲緩。有鑑於此，確實活動身體，並使用全身肌肉一事頗為重要。

為何淋巴伸展操能夠幫助有效減重？

當淋巴流動欠佳，老廢物質與多餘水分就會囤積於體內，進而導致當事人逐漸水腫、肥胖。停滯的淋巴流動將會阻礙人體排出囤積於體內的諸般老廢物質，因此不管是為了維持健康，還是想要有效減重，我們都必須促進淋巴流動。

不同於血液，淋巴流動頗為緩慢，而活動與淋巴密切相關的肌肉，亦即透過伸展操促進淋巴流動乃是加快淋巴流動的最佳方法。

當我們透過淋巴伸展操活化淋巴流動之後，不僅能夠幫助排泄老廢物質，還能夠令酵素與胺基酸等營養素確實流往全身細胞，進而重獲身體與生俱來的美麗。當淋巴伸展操的效果深達細胞層級，也就可以令各位煥發由內而外的美麗了。

肌肉伸縮能夠活化淋巴流動

作用深達不易抵達的細胞層級，活化抗老細胞的運作

淋巴伸展操能夠促進淋巴流動，幫助排出老廢物質，並打造輕盈的身體曲線。除此之外，其作用更遍及氧氣與營養素不易抵達的細胞層級，同時活化處於沉睡狀態的抗老細胞。

由於能夠活動內在肌，因此得以獲得燃脂效果

內在肌以脂肪做為營養源以獲得動力。而在進行淋巴伸展操的過程當中，也會大量伸展內在肌，進而獲得體內的燃脂效果。根據結果顯示，減重效果也會變得更為優異。

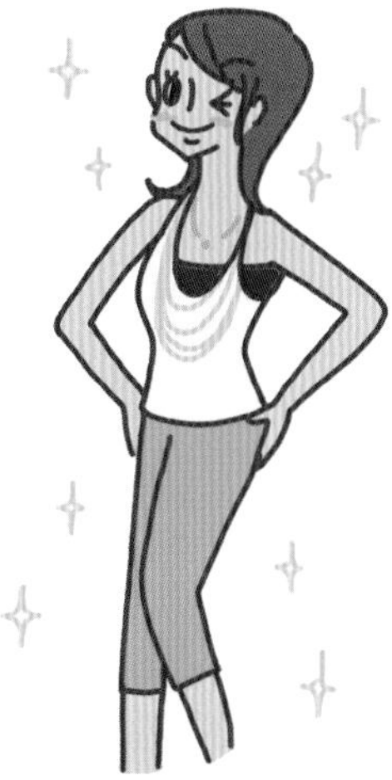

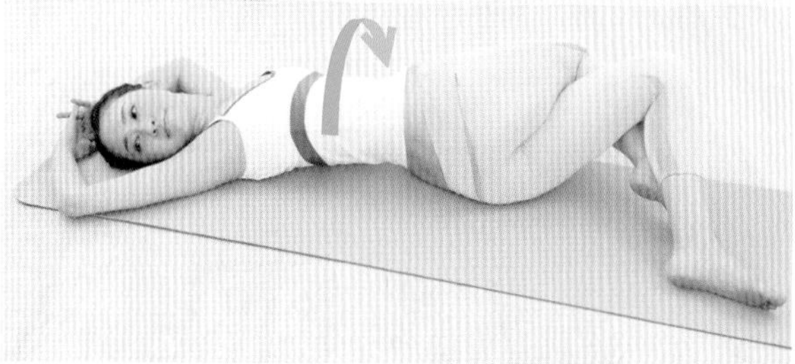

▲在瑜珈墊上進行腹部周遭的淋巴伸展操，就可以幫助促進腰部與腰部的淋巴流動，進而獲得緊實腰圍的效果。

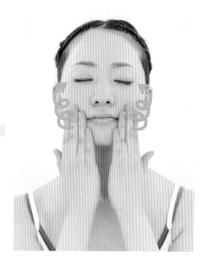

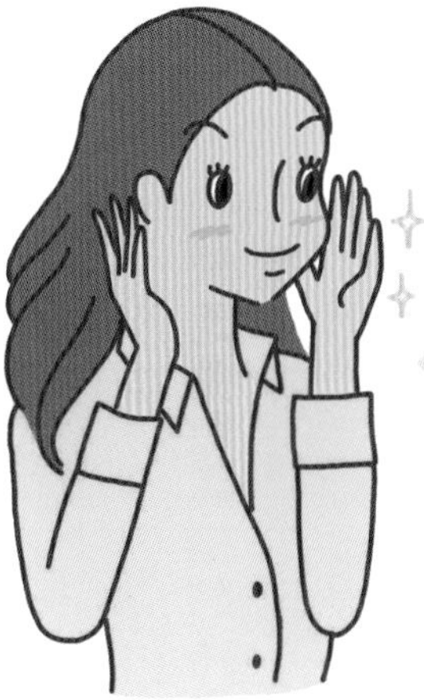

◀進行臉部淋巴按摩，藉此促進淋巴流動，就可以消除臉部水腫，同時令營養素深及細胞層級。

透過對深層淋巴有效的伸展操，獲得進一步的美容效果

進行對深層淋巴有效的伸展操，如此一來不僅能夠促進單憑淋巴按摩無法奏效的淋巴流動，還能夠鍛鍊具備燃脂效果的內在肌，進而獲得雙重的減重效果。

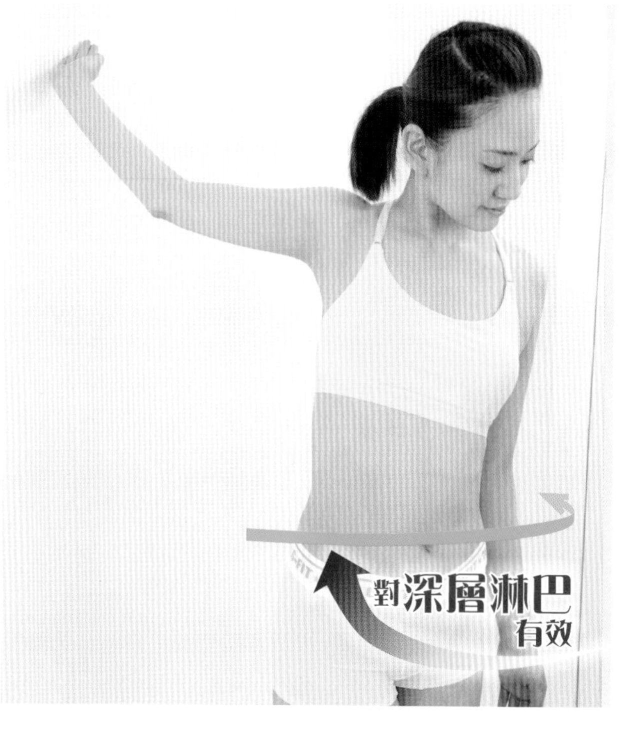

「受寒」會令淋巴流動滯塞，進而形成容易囤積脂肪的體質

缺乏運動與攝取過多冷食乃是造成體寒的原因

現代人大多缺乏運動的機會，另一方面又不分季節地攝取過多冷食與冷飲，就連洗澡時也有不少人傾向於以沖澡解決，不肯多花時間泡澡。

上述要因累加起來，即為造成「體寒」的原因。

體寒會令負責促進賀爾蒙分泌的體內酵素運作效率欠佳，進而導致賀爾蒙失衡，乃至於令胃腸道等內臟活動下滑，進而造成體況失常。體溫來到攝氏三十五度開頭即代表體寒症狀已然過於嚴重。

淋巴流動滯澀會令新陳代謝下滑，進而容易囤積脂肪

由於體寒也會連帶導致肌肉與內臟活動因為寒冷而下滑，因此於其周遭流動的淋巴也會跟著出現流動欠佳的情形。

而當各位以「瘦身」做為目標時，則須特別注意避免腹部受寒。

腹部是集合有諸般內臟的重要部位，就連淋巴也大量集合於此處。

若是因為體寒而導致內臟運作效率下滑，就會連帶導致全身的淋巴流動欠佳。結果身體代謝功能跟著跌落，進而形成容易囤積

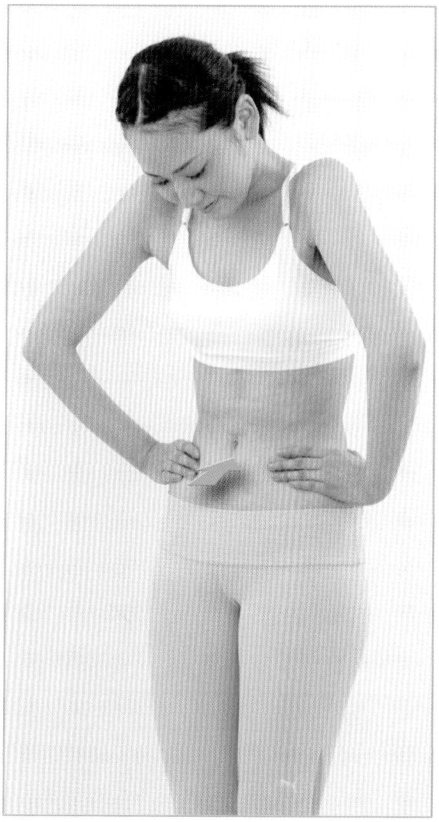

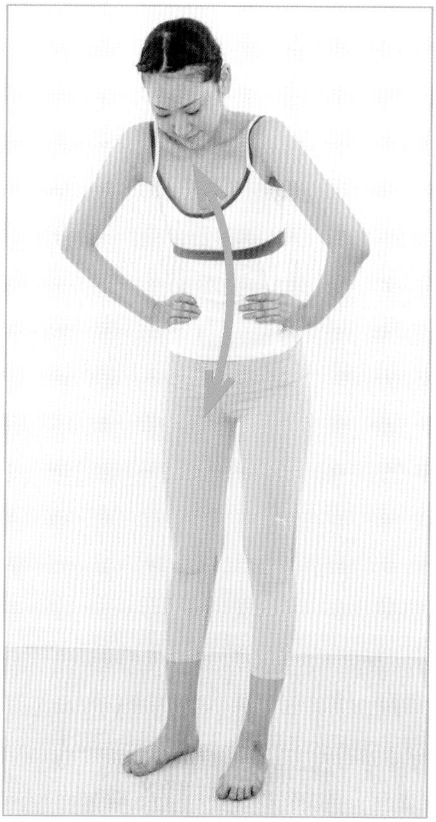

在意腹部周遭囤積脂肪的人可以透過淋巴伸展操活化內臟周遭的淋巴，藉此有效提升內臟功能。如此一來就可以逐漸打造代謝效率優異的易瘦體質。希望各位可以將進行淋巴伸展操的動作放慢，以確保效果能夠確實作用於內在肌。此外由於腸道消化功能也同時得到活化，因此也能夠期待暢快淋漓的排泄體驗。

脂肪的體質。

各位可以試著以手觸摸腹部，若是發現觸手冰涼，則代表當中的淋巴流動欠佳。此時應該要透過淋巴伸展操防止體寒，以打造代謝效率優異，且容易燃脂的「易瘦體質」做為目標。

若是不便進行淋巴伸展操，也可以改以掌心呈順時針方向按摩腹部，如此一來也可以獲得效果。當腹部整個暖和起來，淋巴流動也會跟著變好。

chapter 5

肌肉的構造與淋巴伸展操

理解肌肉構造與其功用之後，
就能夠更有效率地進行淋巴伸展操，
進而幫助瘦身。
因此下面就讓我來向各位介紹肌肉的種類，
以及肌肉與活動代謝、淋巴伸展操之間的密切關係吧。

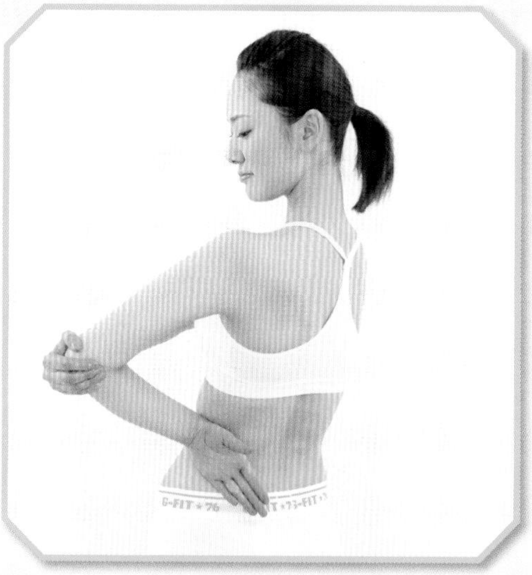

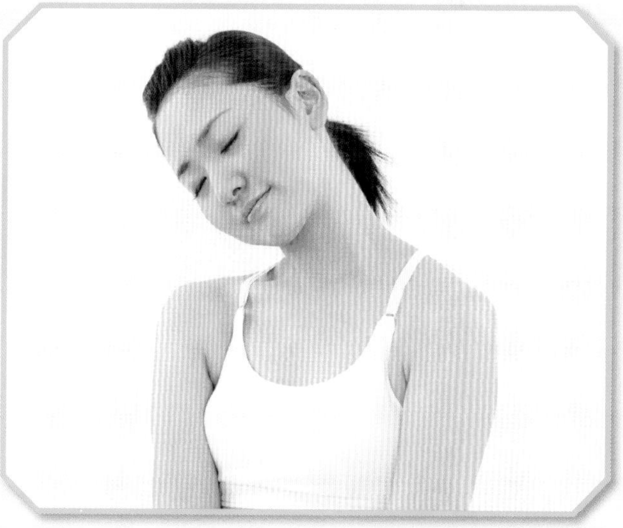

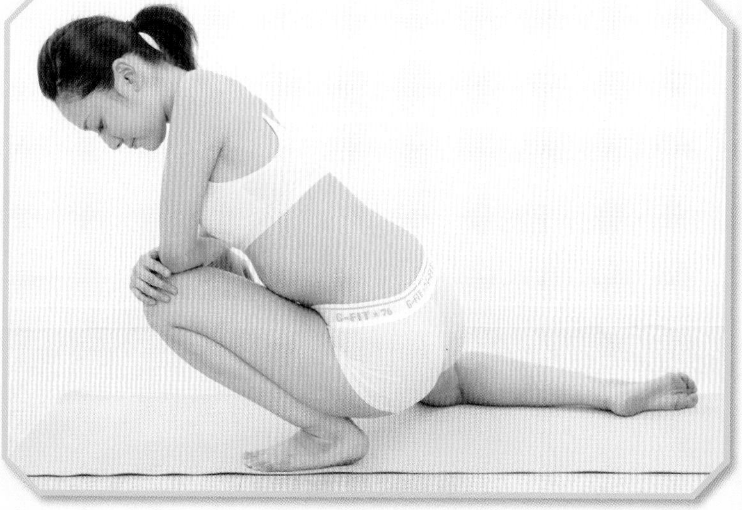

掌握肌肉的構造與功用吧

肌肉活動是諸般人體活動的起點

細小的肌肉層層疊加，複數肌肉的連動即會伸縮

肌肉乃是層層疊加而成，單一肌肉幾乎沒有任何作用，唯有複數肌肉連動才會伸縮，進而令骨骼活動。藉由肌肉活動，人類才得以讓身體活動。

理解肌肉能夠令淋巴伸展操的效果變大

淋巴伸展操能夠促進內在肌伸縮，進而優化淋巴流動。而若是能夠確實掌握肌肉構造，就能夠詳細理解自己想要瘦的身體部位，進而更為有效地瘦身。

人體內存在有各種層層疊加而成的肌肉，而這些肌肉的連動衍生出諸般動作。單一肌肉幾乎沒有任何作用，唯有複數肌肉連動才能夠伸縮，進而牽拉周遭的骨骼，結果令人體得以活動自如。

雖說就算對肌肉不甚理解也能夠進行淋巴伸展操，但若是能理解肌肉的構造與功用，就有可能讓淋巴伸展操的效果更進一步。因此本章我將向各位介紹肌肉的構造以及功用。

細看肌肉，我們可以發現肌肉其實是由諸般組織所形成。多條由肌膜所包覆的肌束形成了肌肉，而肌束當中又存在有肌纖維。確實鍛鍊做為肌肉基礎所在的肌纖維即可令肌肉常保年輕。此外當人類的肌纖維收縮時，就會於過程中產生能量。

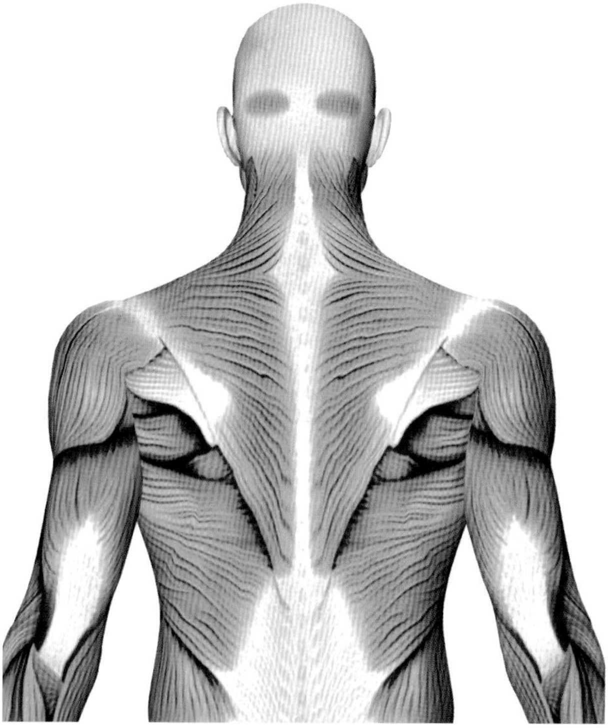

肌肉層層疊加而成，單一肌肉幾乎沒有任何作用，唯有複數肌肉連動才會收縮，並透過所產生的伸縮令骨骼活動。

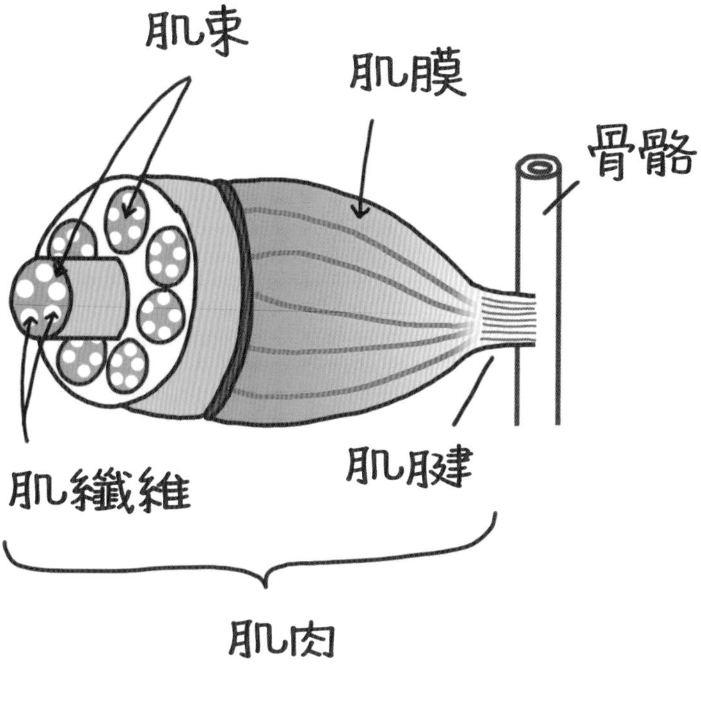

典型的肌纖維長約2～3cm，直徑則為0.05mm，相當地細，必須使用顯微鏡才可以觀察。而這些肌纖維又是由更細的肌原纖維群所形成。除此之外，無數的微血管也會向肌肉提供氧氣與肝糖，藉此令肌肉收縮。

白肌與紅肌的差別？①

肌肉由白肌（外在肌）與紅肌（內在肌）所構成。

白肌也被稱做速肌，主要位於接近人體表面處。由於負責蓄積氧氣的肌紅蛋白含量較少，以致外表呈白色，因此被稱做「白肌」。

白肌是力量型肌肉，能夠快速收縮，以瞬間爆發力見長。雖說缺乏持久力，但是卻具備巨大的瞬間爆發力，此特質讓白肌活躍於短跑、舉重等運動競技上。除此之外，白肌也會於日常生活搬重物時發揮作用。

當我們運動時，肌肉細胞當中的線粒體會開始攝取氧氣，藉此產生能量，但是白肌僅含有少量的線粒體，因此會改以進行無氧運動時也能夠燃燒的葡萄糖做為能量來源。

白肌是擅於瞬間爆發的力量型肌肉

又被稱為速肌，是一種能夠快速伸縮的肌肉

白肌能夠快速伸縮，並於需要瞬間爆發時發揮其力量。也被稱做速肌。當我們從事舉起重物、快速奔跑、跳高等需要瞬間出力時，就會動用到白肌。

外表呈白色，葡萄糖則是其能量來源

由於白肌僅含有少量的肌紅蛋白，因此外表呈白色。此外線粒體能夠透過攝取氧氣來製造能量，但是白肌當中的線粒體含量亦較少，因此乃是以無氧運動時也能夠燃燒的葡萄糖做為能量來源。

白肌（外在肌）的特徵

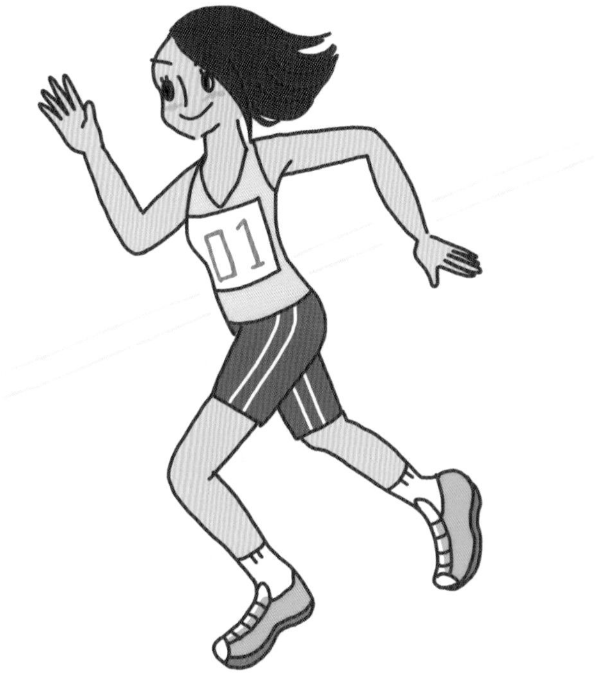

具有優異的瞬間爆發力

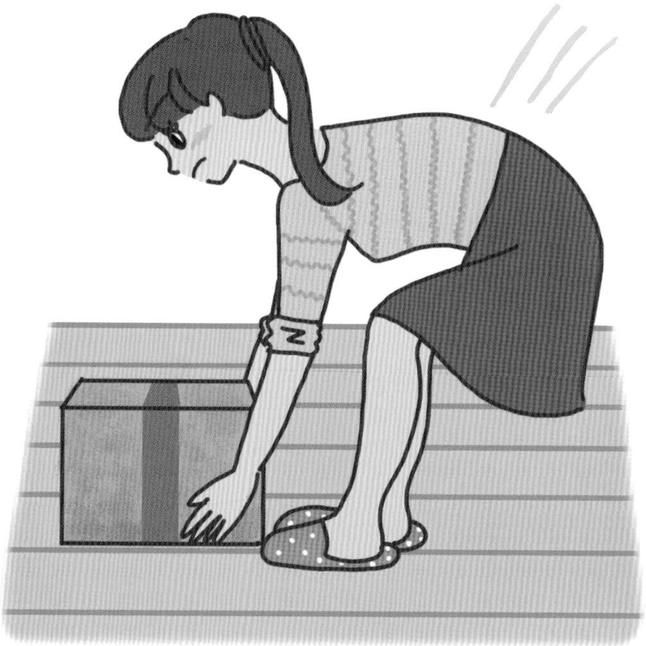

於舉起重物等時候發揮力量

肌紅蛋白含量較少，因此外表呈白色。此外也僅含有少量負責產生能量的線粒體。葡萄糖為白肌主要的能量來源，同時也因為肌肉當中僅含有少量葡萄糖，因此短時間就會消耗一空。

白肌與紅肌的差別？②

紅肌位於接近骨骼的人體深處，由於負責蓄積氧氣的肌紅蛋白含量較多，以致外表呈紅色。相較於白肌被稱做速肌，紅肌則被稱做遲肌。

而雖說紅肌的伸縮速度比白肌慢，但是卻是一種持久型肌肉，即便反覆運動也不易感到疲勞。當從事慢跑，或是需要令姿勢安定，藉此維持身體平衡時，就會動用到紅肌。

紅肌的能量來源是脂肪，但是其中卻有含有大量需要氧氣供給的線粒體，因此生產能量的效率較高，能夠消耗更多脂肪。這也是以持久力見長的長跑選手大多為瘦子的原因所在。

而本書當中所介紹的淋巴伸展操則屬於讓紅肌有效活動，同時促進深層淋巴流動的類型。

紅肌是擅於持久的持久型肌肉

又被稱做遲肌，是一種伸縮速度緩慢的肌肉

紅肌的伸縮速度較慢，能夠於需要持久力時發揮其力量。也被稱做遲肌。當我們從事健走、慢跑，乃至於其他需要維持特定姿勢達一定時間的持久性運動時，就會動用到紅肌。

脂肪為其能量來源，因此能夠幫助消耗大量脂肪

由於含有大量的肌紅蛋白，因此外表呈紅色。雖說以脂肪做為能量來源，但是其中也含有需要氧氣供給的線粒體，因此能夠維持長時間運動，進而燃燒更多脂肪。

紅肌（內在肌）的特徵

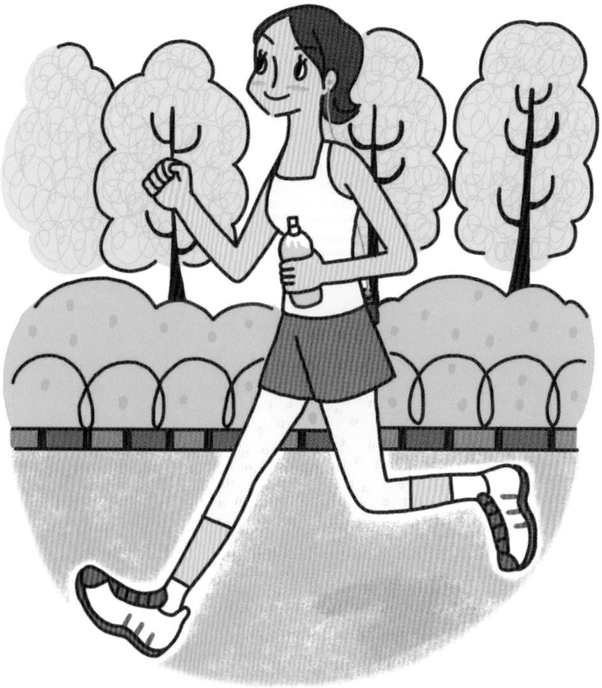

具有優異的持久力

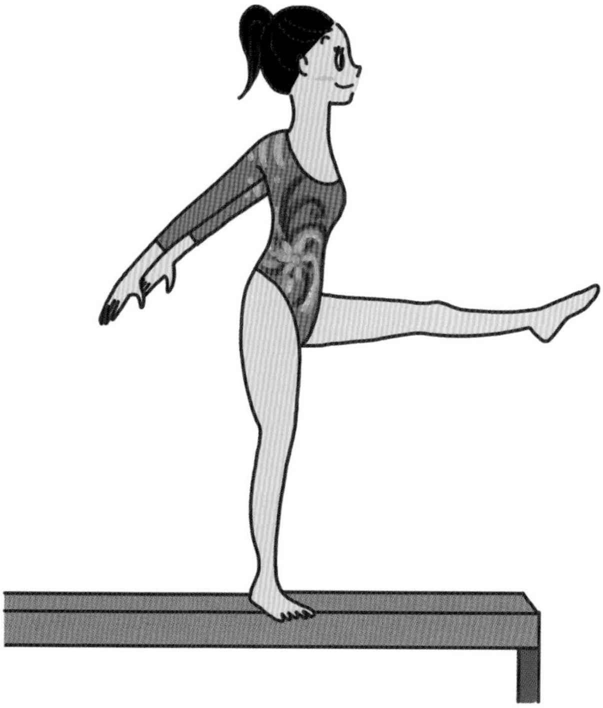

能夠令姿勢安定，進而維持平衡

負責蓄積氧氣的肌紅蛋白含量較多，以致外表呈紅色。也因為含有較多的線粒體，因此產生能量的效率較高。能量來源為脂肪，因此活動紅肌能夠幫助消耗更多脂肪。

是否可以透過提升基礎代謝來獲得減重效果？

提升基礎代謝並不代表就能獲得減重效果

所謂基礎代謝是人體為維持生命活動所消耗的能量

隨時使用於呼吸、心臟跳動、維持體溫等諸般生命活動的能量即為所謂的基礎代謝。而不管是清醒還是睡著，人體都會持續消耗能量。

即便透過肌力訓練增加肌肉量，也難以幫助減重

人體約需增肌2.8kg，才能夠透過基礎代謝（僅肌肉）消耗約80g的米飯。而想要藉由肌力訓練增肌2.8kg殊非容易，因此肌力訓練絕不是一種有效的減重方式。

所謂基礎代謝，指的是人體為維持生命活動而自然消耗的能量。在每天的能量消耗當中，基礎代謝約佔據六成，而根據研究指出，男性每天約消耗１５００大卡，女性每天則約消耗１２００大卡。

不論男女，人類的基礎代謝量皆會在十多歲時達到顛峰，並隨著年齡漸長逐漸減少，並在年過四十之後急遽減少。因此即便飲食量與過去並無二致，年齡增加卻仍會讓當事人容易發胖。

普遍而言，人們都認為提升基礎代謝能夠幫助減重。因此得出了「肌力訓練能夠有效提高基礎代謝」的論點，但事實上，想要透過肌力訓練增肌，進而提高基礎代謝並不容易。

因此我建議各位可以透過淋巴伸展操來活動內在肌，藉此提高活動代謝，以期獲得更加有效的燃脂與減重效果。

人類基礎代謝的比率

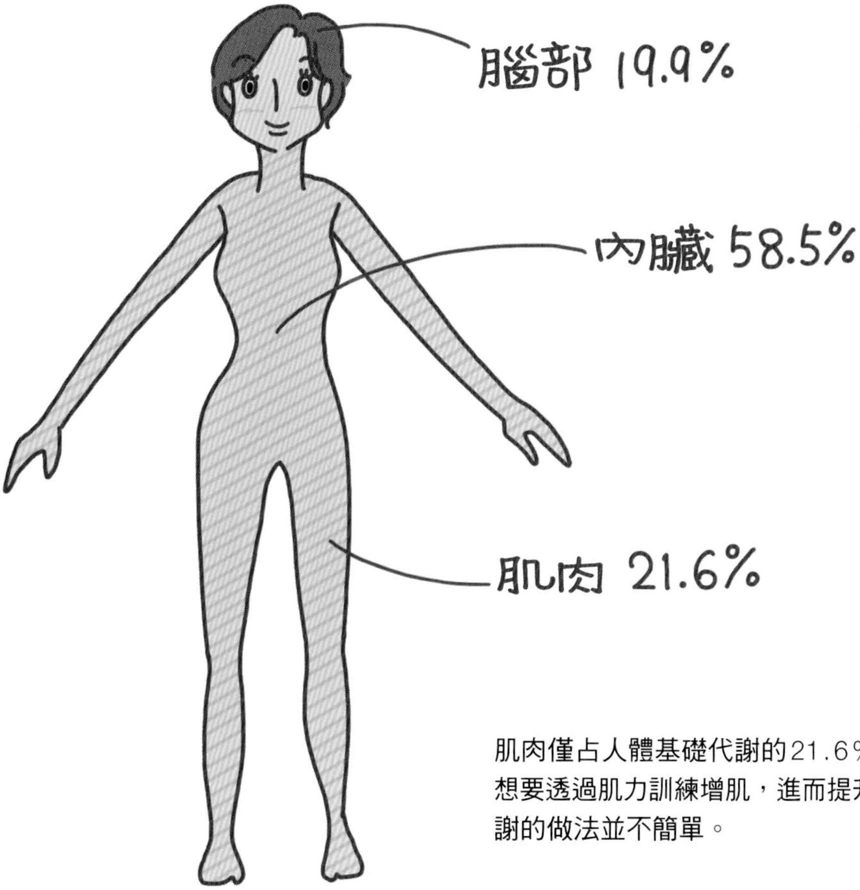

肌肉僅占人體基礎代謝的21.6%。因此想要透過肌力訓練增肌，進而提升基礎代謝的做法並不簡單。

對減重有效的做法……

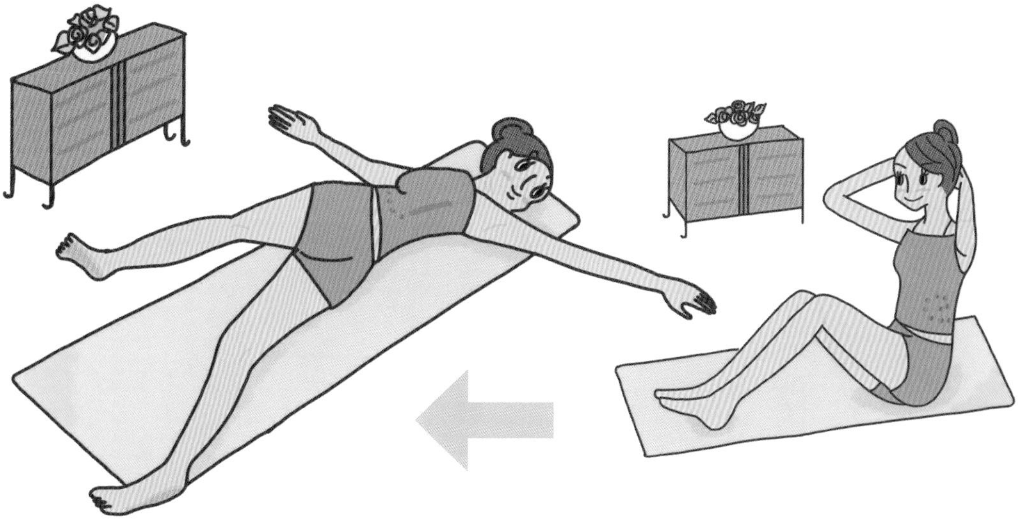

透過淋巴伸展操提升活動代謝的做法相當簡單。

透過肌力訓練提升基礎代謝的做法頗為困難。

透過淋巴伸展操提高活動代謝率！

於132頁，我已經向各位介紹提升活動代謝能夠幫助有效減重一事。

所謂的活動代謝，指的是人們在日常生活當中進行運動、工作等活動所消耗的能量。活動代謝僅佔據人們每天消耗能量的20%～30%，比基礎代謝要來得少，但是相較於提升基礎代謝，提升活動代謝才會是通往成功減重的捷徑。

而淋巴伸展操則可以簡單地幫助提升活動代謝。

誠如第四章所做之介紹，淋巴伸展操不僅能夠促進淋巴流動，還能夠幫助活動內在肌（紅肌）。而由於脂肪是內在肌的營養來源，因此透過淋巴伸展操能夠幫助燃燒體內脂肪，進而直接獲得瘦身效果。

淋巴伸展操不僅不會像肌力訓練一般對身體造成負荷，每個伸展動作更僅須花費十秒鐘即可。

提升活動代謝
有助於減重

所謂活動代謝指的是活動身體時所消耗的能量

使用於運動、肉體勞動等活動所使用的能量。不同於基礎代謝，此處的活動代謝指的是人類刻意活動身體時所消耗的能量。

提升活動代謝有助於減重

相較於透過肌力訓練增加白肌，藉此提升基礎代謝的做法，透過淋巴伸展操活動紅肌，藉此燃燒脂肪，並提升活動代謝率的做法才是通往成功減重的捷徑。此外淋巴伸展操還能夠促進淋巴流動，進而排出老廢物質，可謂是一石二鳥。

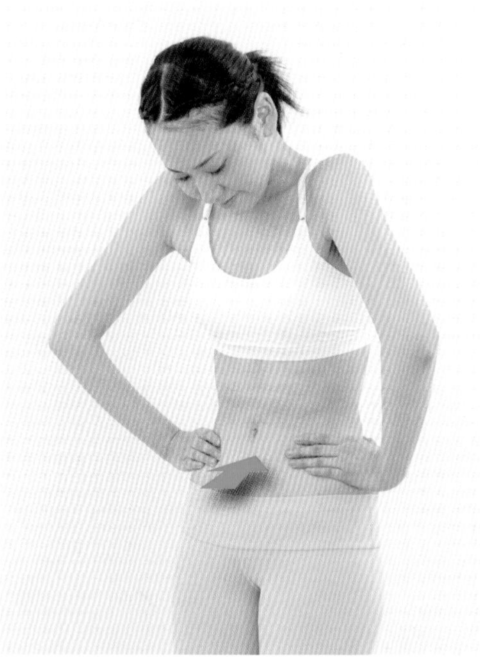

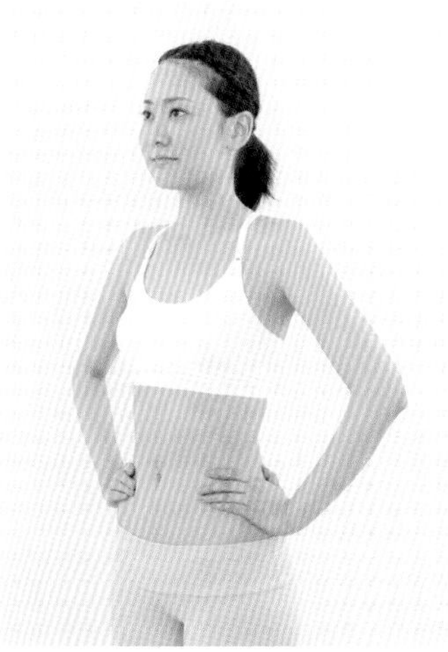

透過淋巴伸展操活動內在肌

淋巴伸展操能夠幫助燃燒做為內在肌營養來源的脂肪，進而直接獲得瘦身效果。

淋巴伸展操能夠大幅伸縮內在肌，因此對深層淋巴更加有效

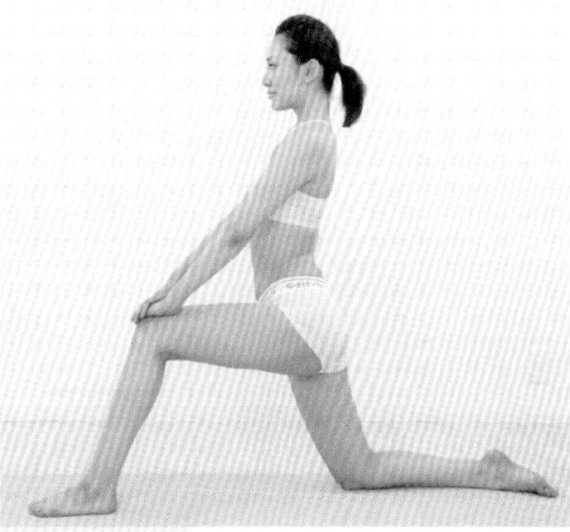

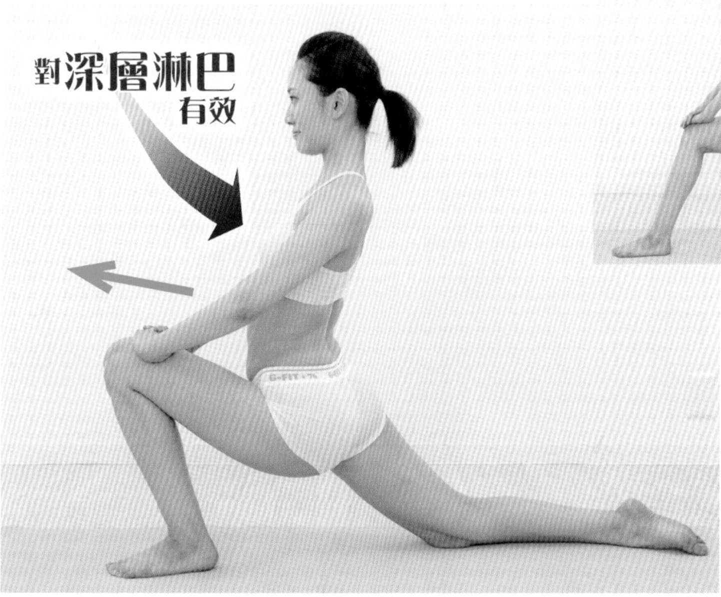

同時亦對深層淋巴有效

淋巴伸展操能夠大幅伸縮內在肌，除了鍛鍊內在肌並燃燒脂肪之外，也對深層淋巴具有優異效果，能夠確實改善深層淋巴的流動。

幫助減脂的必要事項

規律的飲食習慣對減重來說也相當重要

讓淋巴伸展操更加有效

淋巴伸展操能夠燃燒體內脂肪，進而直接獲得瘦身效果。而為了有效運用該效果，規律的飲食生活也相當重要。之所以會這麼說，是因為規律飲食能夠幫助有效燃燒脂肪。

不規律的飲食生活對減重有害

在規律時間用餐也有助於減重。原因乃是出在若是飲食生活不規律，身體就會因為無法掌握何時可以獲得能量來源，而逐漸形成容易蓄積脂肪的體質。

淋巴伸展操能夠幫助燃燒脂肪，是有效的減重方法。而除了淋巴伸展操之外，若是想要讓減重效率更進一步，規律的飲食生活也是一大重點。

規律的飲食生活能夠幫助有效燃燒脂肪；反之不規律的飲食生活則讓人體容易蓄積脂肪。

如果每天皆均衡攝取含有五大營養素（碳水化合物、脂質、蛋白質、維生素、礦物質）的飲食，並養成進行淋巴伸展操等運動的習慣，卻發現減重的進度仍然不盡人意時，即可懷疑自己的飲食生活是否並不規律。若是用餐時間不規律，身體就會難以掌握營養素何時進入體內，以致為了蓄積能量而容易發胖。

我將會在第六章向各位詳細介紹飲食習慣與減重之間的關係。

減脂的條件

①透過淋巴伸展操提升活動代謝

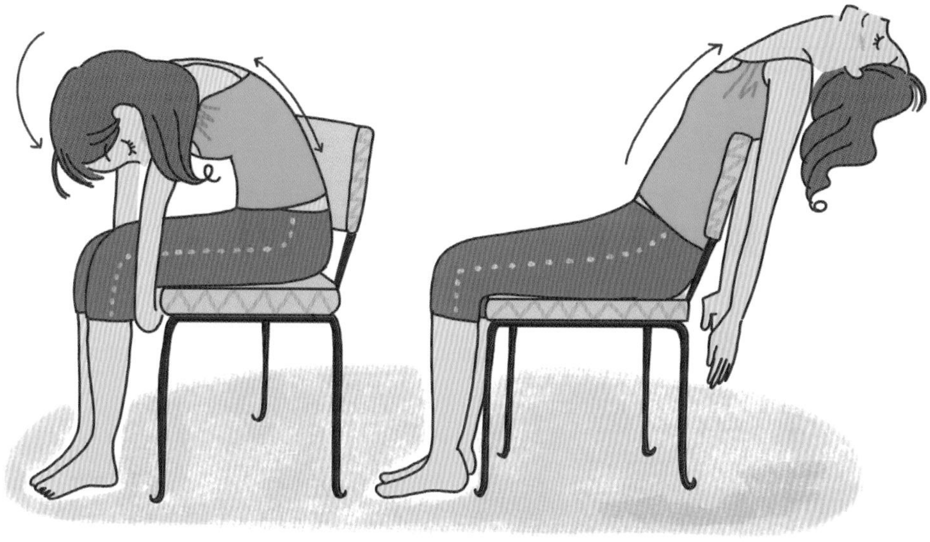

透過活動內在肌提升活動代謝，進而燃燒做為內在肌營養來源的脂肪。

②規律的飲食生活

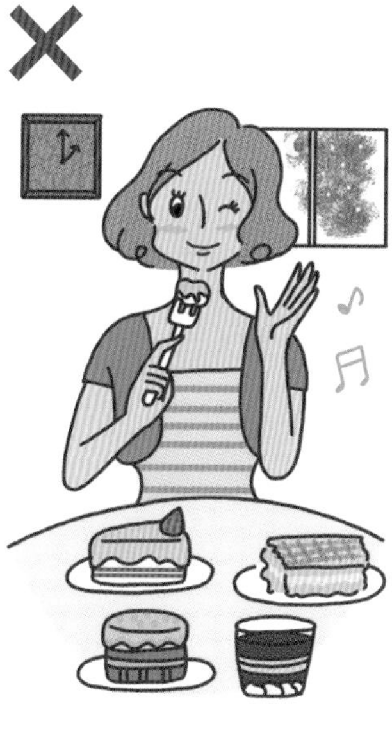

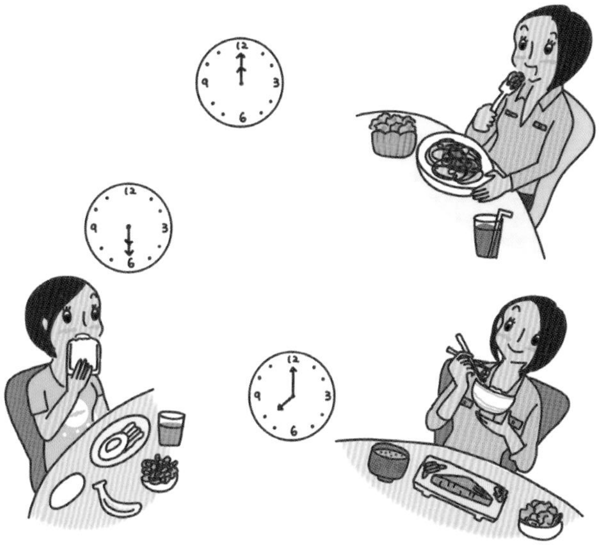

規律的飲食生活讓內臟消化也變得規律，進而讓活動代謝變得更為有效率。

不規律的飲食生活會增加體內脂肪。

善用工作與做家事的空檔多多活動身體，進而打造苗條身材！

文書作業較多的人可以進行坐姿淋巴伸展操

似乎有許多人抱持著想要每天活動身體，藉此獲得苗條身材的想法，但是卻因迫於工作與家務繁忙，以致無法將時間花在運動上。雖說如此，時間其實是可以擠出來的。即便沒有時間跑健身房，也可以善用工作與家務之間的零碎時間，藉此讓活動身體的機會大幅增加。

例如一位每天有大半時間都坐在電腦前工作的人，他的肩頸、背部、腳部等處的血液與淋巴流動往往會滯塞不暢，以致容易出現身體水腫、囤積脂肪等情形。

有上述情形者，可以透過坐姿淋巴伸展操來促進頸部、胸部、手部等處的淋巴流動，並重點式地活化鎖骨下方的淋巴流動。若是鎖骨下方周遭的淋巴流動順暢無阻礙，上半身曲線也會跟著變得緊緻迷人。

養成健走的習慣，藉此緊實臀部與腳部曲線

在工作中長時間站立或是外出跑業務之後，則可以進行大腿以及小腿的淋巴伸展操。如此一來可以幫助去除腳部疲勞以及多餘水分，進而逐漸接近不易蓄積脂肪的魅力美腿。

為了獲得美腿以及緊實的臀部，養成採步行方式通勤以及購物的習

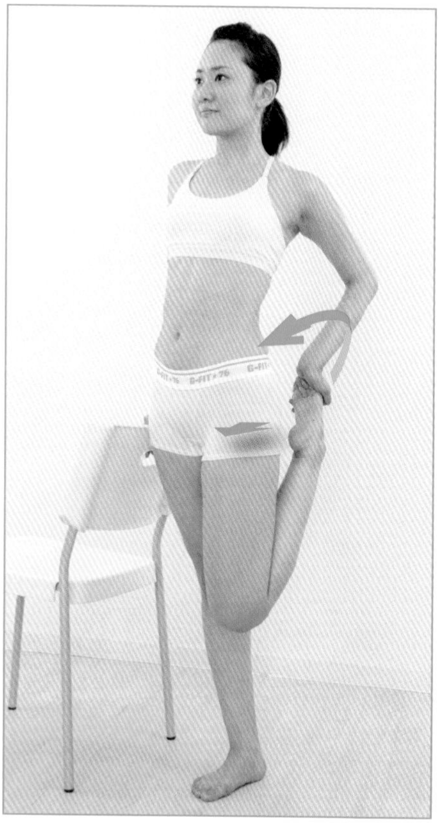

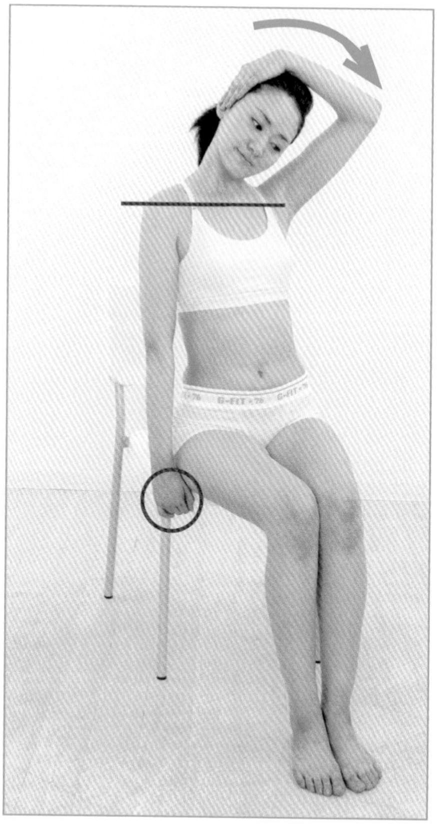

頸部周遭的淋巴伸展操具有緊實頸部與臉部曲線的效果。因此建議對頸部細紋感到在意的人可以試著進行該伸展操（右圖）。而大腿淋巴伸展操則可以促進腳部各處的淋巴流動，例如小腿、膝蓋內側等。因此若是想要獲得一雙魅力四射的美腿，就務必要進行這個動作（左圖）。

慣可說是相當有效。若是能進一步穿上健走專用的鞋款，更可以減輕對膝蓋、腳踝、腳掌所造成的負擔。由於腳踵位置較高的高跟鞋等鞋款非但不易行走，更是導致姿勢走樣的原因所在，因此建議各位在健走時選擇腳踵位置較低的鞋款。

除此之外，健走時以腳踵著地，腳尖踢地前進則可以確實使用到腳部的各處肌肉。而若是能將步伐跨得比平常行走來得大，讓腳踵著地的位置落在更前方，就可以獲得進一步的效果。

chapter 6

幫助打造易瘦體質的飲食習慣

在每天飲食當中略添巧思，
就可以提高維生素與礦物質等營養素的吸收效率。
讓我們改善不規律的飲食生活，
進而獲得更為健康，
且百病不侵的美麗身體吧。

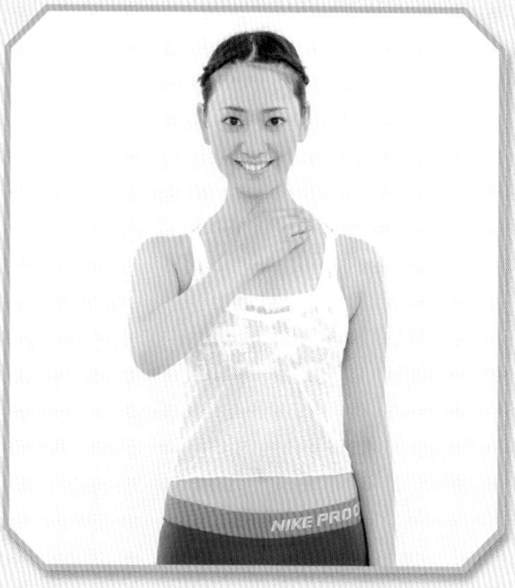
NIKE PRO

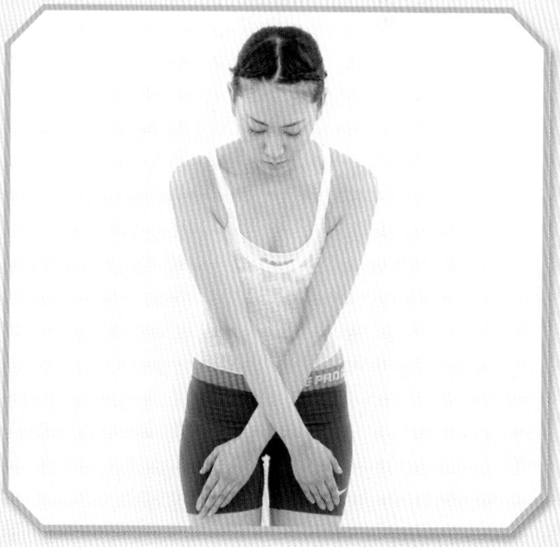

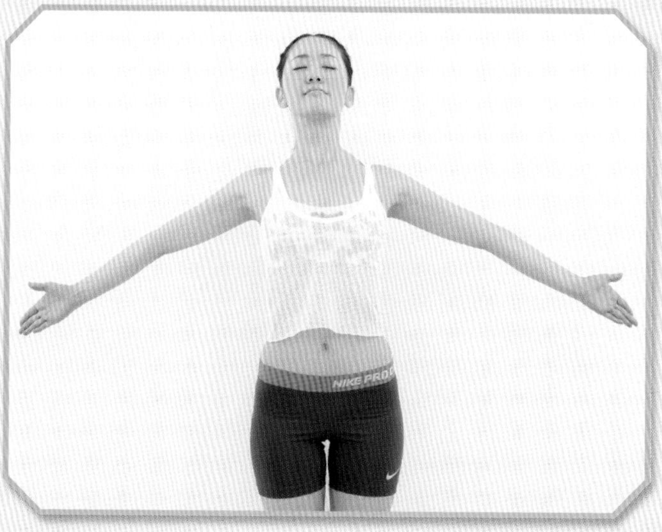
NIKE PRO

一天三餐會是最為理想的用餐次數嗎？

用餐次數根據目的不同而有所差異

「少量多餐」能夠幫助有效減重

避免用餐時的卡路里攝取量超標乃是成功減重的重點所在。透過「少量多餐」的做法，將每天用餐的次數拉到四餐，乃至於五餐等，藉此及時於感到飢餓之前用餐，就可以抑制血糖值急遽上升，因此不易發胖。

就寢前無須攝取能量，因此用餐時以蔬菜為主

若是在能量過剩的情況下就寢，這些多餘的能量就會蓄積於體內，並成為脂肪，進而導致發胖。除此之外，在就寢前至少四小時前用餐完畢一事也相當重要。

規律用餐一事相當重要。不規律的飲食生活會令脂肪容易蓄積體內。

那麼「每天三餐」真的就是最為理想的用餐次數嗎？事實上根據目的不同，理想中的用餐次數也有所差異。

首先對於那些喜歡享用美食的人來說，相信每天三餐會是較佳的用餐次數。由於餐間皆有適當間隔讓當事人產生恰到好處的飢餓感，因此餐點也變得更加美味。

另一方面，對於一位考慮到用餐層面之餘，也必須同時考慮到減重層面的人來說，用餐次數又該以幾次為宜呢？

避免用餐時的卡路里攝取量超標乃是成功減重的重點所在。因此當事人應跳脫每天三餐的限制，採「少量多餐」的做法分別攝取每天必要的卡路里，此做法相當有效。透過「少量多餐」的做法，將每天用餐的次數拉到四餐，乃至於五

透過「少量多餐」避免發胖

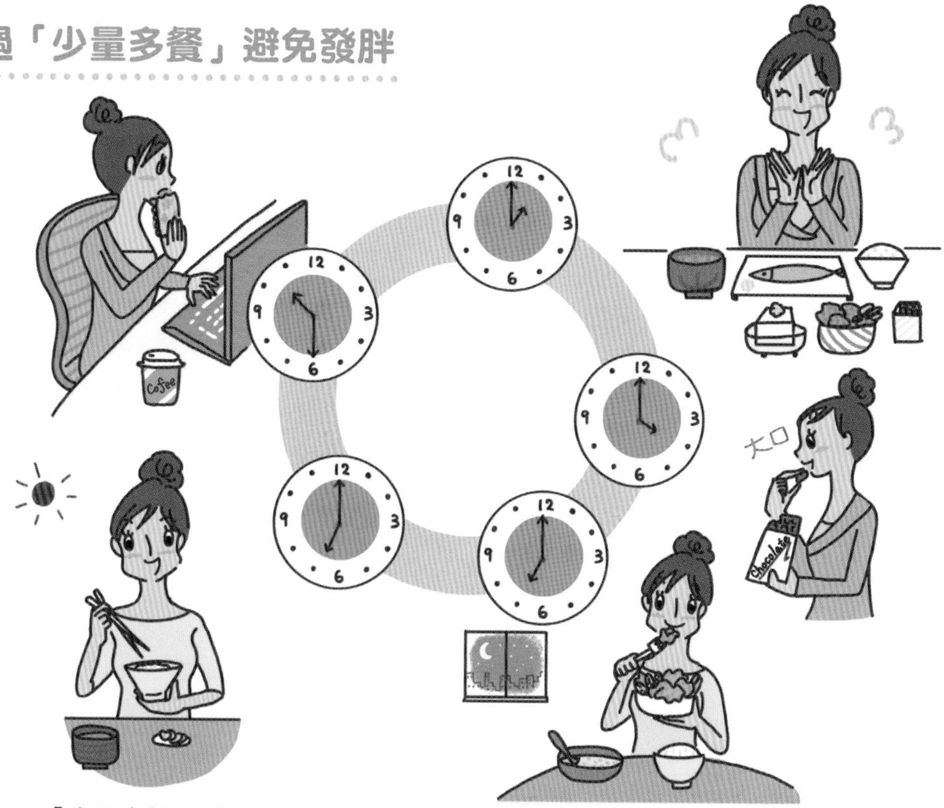

「少量多餐」，將每天用餐次數拉到4至5餐，就可以幫助抑制用餐時血糖值上升，同時不易發胖。

餐等，藉此及時於感到飢餓之前用餐，就可以抑制血糖值急遽上升，並在不攝取過量卡路里的前提下巧妙擺脫空腹感，因此不易發胖。

除此之外，隨著早晨、中午、夜晚的變化，人體使用的能量也會跟著不同，因此所須攝取的營養素亦會隨之改變。

「醣類」是早餐不可或缺的營養素。若是想要令腦部在早上就能夠靈活運作，首先我們必須先攝取醣類這個優先做為腦部能量來源的營養素。各位可以攝取米飯或是麵包等碳水化合物，若是趕時間時也可以喝上一杯甜美的咖啡歐蕾做為代替。

而午餐則應以肉類、魚類為中心，藉此攝取足夠的蛋白質。除此之外，由於人體須花費一定時間來分解與消化脂質，因此若是較晚才吃晚餐的人，也應於午餐時確實攝取脂質。

而膳食纖維則應於晚餐時段攝取。由於每天早上確實排便一事相當重要，因此以根菜類等蔬菜做為中心的晚餐菜色最為理想。

除此之外，體內細胞也會於就寢時自行修復，因此晚餐時段也應積極攝取蛋白質與維生素。

細嚼慢嚥能夠幫助減重

各位都會花費多少時間用餐呢？是否因為迫於時間壓力，而每天都設法短時間解決一餐呢？

用餐時細嚼慢嚥可說是相當重要。「狼吞虎嚥」不僅對減重有害，同時也不利於維持健康。

之所以會這麼，是因為細嚼慢嚥能夠令血糖值穩定上升，進而讓當事人不易發胖。

當血液中的血糖值約來到１１０㎎／㎗時，人體就會開始分泌胰島素。胰島素具有將醣類轉換為中性脂肪，並儲存於脂肪細胞當中的作用，此過程亦即所謂的「發胖」。

而為了避免胰島素過於活躍，我們必須設法令血糖值穩定上升。有鑑於此，即便用餐量並無二致，細嚼慢嚥仍能夠幫助抑制血糖值急遽上升，同時防止飲食過量，進而讓當事人不易發胖。

細嚼慢嚥不易發胖

抑制胰島素作用，藉此令血糖值穩定上升

細嚼慢嚥可以抑制胰島素將醣類轉變為中性脂肪，並儲存於脂肪細胞當中的作用，進而令血液中的血糖值處於和緩狀態。結果得以打造不易發胖的體質。

分泌充分唾液，進而確實消化營養素

細嚼慢嚥讓當事人得以在用餐過程當中確實咀嚼食物，因此能夠分泌充足的唾液（消化液），確實分解進入體內的營養素，進而給予其他消化器官正面助益。

透過細嚼慢嚥來減重

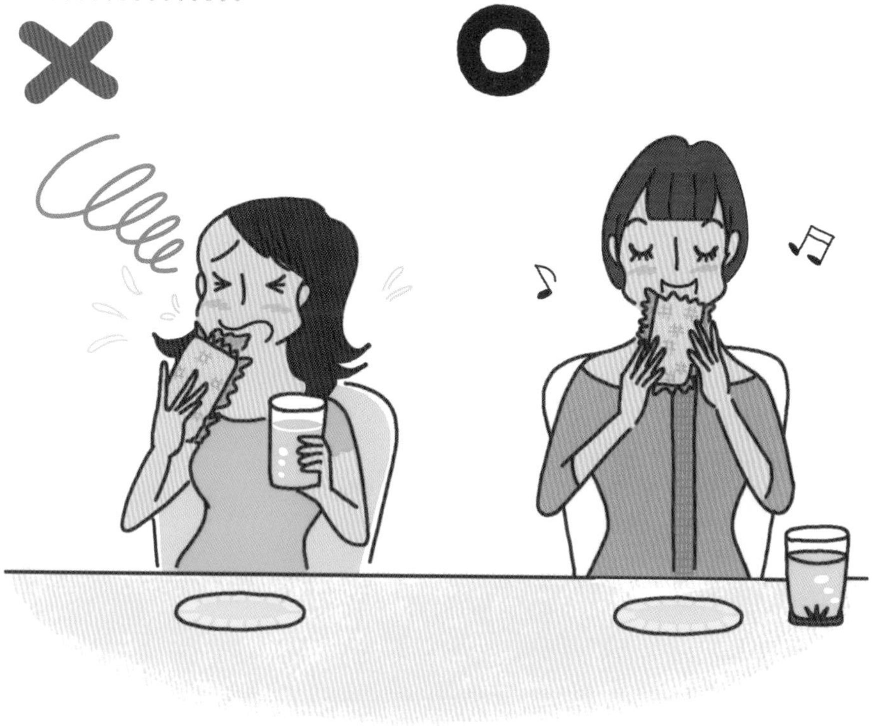

細嚼慢嚥能夠幫助抑制血糖值急遽上升，因此不易發胖。除此之外也能夠確實咀嚼食物，並於過程中分泌充足的唾液，進而促進消化。

血糖值（的上升）以及胃部體積變大乃是令人類獲得飽足感的兩大重點。

普遍而言，血糖值的上升至少須花費二十分鐘。假設當事人於二十分鐘以內用餐完畢，往往就會在獲得飽足感之前吃下過多食物。除此之外，血糖值也會因此急遽上升。而只要花費至少三十至四十分鐘用餐，就可以令血糖值的上升趨於和緩，同時有助於減重。

順帶一提，細嚼慢嚥也有助於降低罹患糖尿病的風險。除了特定的糖尿病患者以外，糖尿病的原因都是所謂的生活習慣病。相較於改善缺乏運動以及攝取卡路里過量的情形，改善「狼吞虎嚥」的習慣更能夠幫助降低罹患糖尿病的風險。

攝取砂糖真的會讓人發胖嗎？

即便攝取砂糖，體重也不會馬上增加

醣類會被轉化為葡萄糖，並立刻被人體消耗掉

砂糖被人體吸收之後，會立刻被轉換為葡萄糖，並進入體內。由於葡萄糖是人體的能量來源，因此吸收與消耗的速度都頗快。

人類渴望吃甜食是有理由的

當腦部處於疲勞狀態時，當事人就會渴望攝取大量甜食。由於葡萄糖是腦部唯一的能量來源，因此腦部會在缺乏葡萄糖時希望攝取醣類，藉此補充能量來幫助消除疲勞。

提到減重的天敵，許多人首先都會聯想到大量蘊含於甜點等食品當中的成分——砂糖。

在攝取砂糖之後，血糖值會立刻上升。而事實上，若是宛如家常便飯般地攝取過多砂糖的確也會導致發胖。雖說如此，「砂糖等於肥胖根源」的想法其實並不正確。畢竟攝取砂糖並不會讓當事人立刻發胖。

普遍而言，人們容易認為「砂糖等於肥胖根源」。之所以會將砂糖視為發胖的原因，是因為人體會迅速吸收砂糖，以致血糖值急遽上升。

砂糖等醣類在被人體吸收之後，最後會統一被轉換為葡萄糖，並進入血液當中。但葡萄糖乃是腦部與身體的能量來源，因此人體原本其實會直接消耗砂糖等醣類做為能量使用，而非加以儲存。

腦部疲勞時即會要求攝取醣類

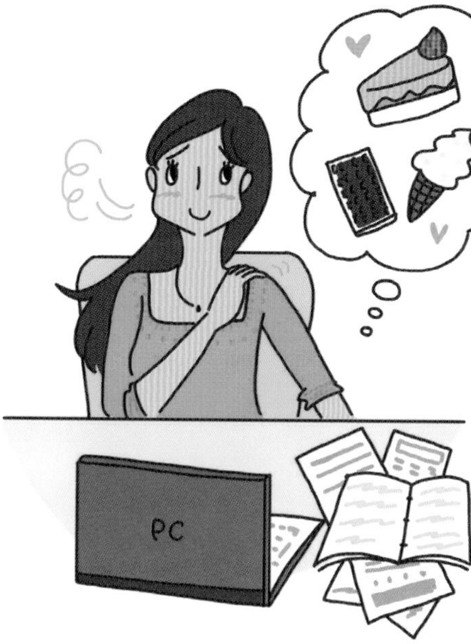

由於缺乏能量，因此身體會希望吸收醣類以轉換為葡萄糖。

砂糖會轉換為葡萄糖，並提供能量所須

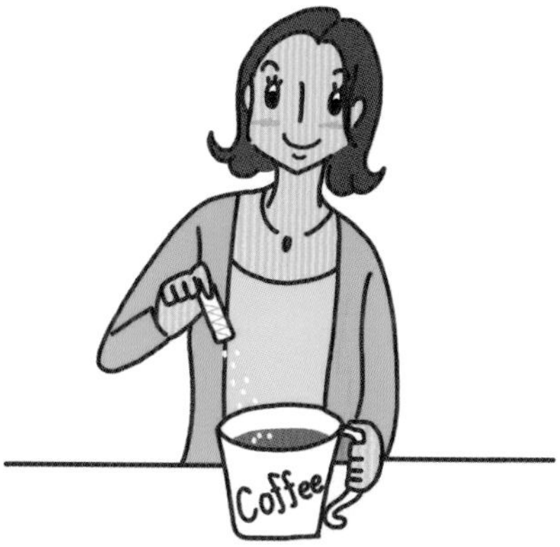

砂糖迅速被吸收，並立即被轉換為葡萄糖

▼

隨著血液分送至體內各處

▼

轉化為能量

除此之外，我們都擁有「味覺」，因此無法一口氣攝取大量的砂糖。當攝取一定數量的砂糖之後，人體即會發出「夠了」的訊號，並自發性地停止攝取砂糖。

人們往往認為砂糖的卡路里含量較高，但是當我們將一碗飯（１８０ｇ）的卡路里含量換算為砂糖，則約相當於十條３ｇ包裝的糖包。而不管是再怎麼愛吃甜食的人，要一口氣吃這麼多砂糖還是會感到相當難受。即便是在紅茶或是咖啡當中放入糖包，頂多也只會放個一至兩包吧。

順帶一提，當大腦異常渴望醣類時，當事人就會產生想要大量攝取甜食的慾望。也就是說，此時大腦處於疲勞狀態。

由於葡萄糖是大腦唯一的能量來源，因此當大腦缺乏能量時，身體自然就會渴望攝取甜食。

攝取蛋白質是減重的秘訣

確實攝取肉類、魚類等富含蛋白質的食材

必須攝取足夠蛋白質，才能幫助吸收其他營養素

人體必須攝取足夠蛋白質，才能幫助吸收其他營養素。因此在攝取蔬菜所富含的維生素與礦物質等營養素時，一定也要同時攝取肉類、魚類等富含蛋白質的食材。

一股腦兒地攝取蔬菜也無法幫助減重

透過攝取蔬菜的方式減重可以在前期獲得頗大的減重效果，但是在降至一定程度之後，即便再繼續採相同方式減重，體重也不會再繼續下降，有時非但無法甩去肥肉，反而還會再次復胖呢。由此可見光吃蔬菜的減重法並無效果。

最近有不少人都推崇蔬菜才是健康之本，因此在飲食上應該少攝取油脂、肉類、碳水化合物等。蔬菜的確富含以維生素與礦物質等營養素為中心的諸般營養素，但是只吃蔬菜卻是一種錯誤的做法。

基本上，蔬菜並沒有辦法轉換為能量，因此若是光吃那些無法轉換為能量的蔬果，最後也只會落得弄壞身體的下場罷了。

除此之外，人體必須攝取足夠蛋白質，才能夠吸收維生素與礦物質等營養素。也就是說，若是想要確實攝取蔬菜所含的維生素與礦物質等營養素，同時也必須攝取富含蛋白質的肉類與魚類等食材。

人類的身體大抵都是由蛋白質所組成。蛋白質維持了人類的肌肉、毛髮、臟器等組織，而肌肉更是含有特別大量

多吃富含蛋白質的食材

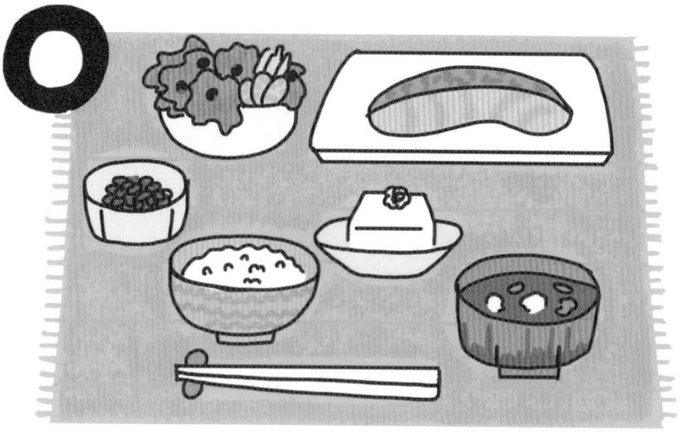

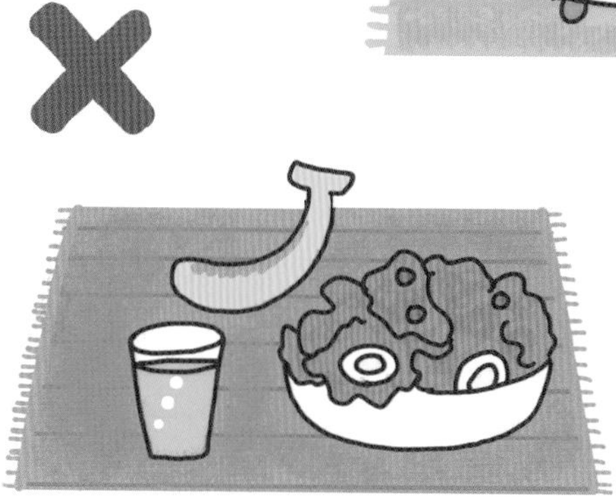

即便透過只吃蔬菜的減重法暫時減輕體重，也不代表當事人真的瘦了。人體必須攝取足夠蛋白質，才可以吸收維生素與礦物質等營養素，因此均衡攝取富含諸般營養素的食材可說是相當重要。

的蛋白質。當蔬於攝取肉類與魚類等食材，以致缺乏蛋白質時，身體就會自行將骨骼、肌肉等組織分解為胺基酸，並將之送往內臟，以及其他為維持生命功能所須的部位。

此時由於骨骼、肌肉被轉換為維持毛髮、肌膚、血液等組織正常運作所需的素材，因此將會出現肌肉量下滑的情形。而骨骼、肌肉約占據人體體重的五成，因此當它們被轉換為構成其他組織所須的素材，體重也將隨之減輕，但是這可不代表當事人真的瘦了。

若是整個禮拜都只吃蔬菜，體重將會大幅減輕。但之後因為負責燃燒脂肪的肌肉減少，以致即便再繼續採相同方式減重，活動代謝也較差，此時體重反而會遲遲不減少。也就是說，當事人不僅無法成功減重，更有可能會復胖呢。正因為如此，我才會說光吃蔬菜減重並無效果。

而為了維持健康，並有效減重，各位不僅該多吃蔬菜，同時也要正確攝取富含蛋白質的肉類、魚類，或是大豆類食材才對。

碳水化合物真的是減重大忌嗎？

常常會有人提出「碳水化合物會導致發胖」的論點，但這卻是個謬誤。曾經有學者提倡碳水化合物在進入體內之後會立刻被轉換為葡萄糖，並被人體吸收，以致血糖值迅速上升，但這同樣是個紕繆。

的確，攝取過多碳水化合物將會導致卡路里超標，但是碳水化合物本來就是身體活動所需的重要營養素。若是不確實攝取碳水化合物，身體也就無法活力飽滿地活動了。結果因為身體缺乏活動，導致活動代謝也遲遲難以提升，自然也無法成功減重。

除此之外，碳水化合物當中富含維生素B_1也是人們該確實攝取碳水化合物的理由之一。

維生素B_1負責運送碳水化合物（醣類）至體內的燃燒爐，藉此將之轉換為做為人體動力來源的能量。維生素B_1

碳水化合物是能夠轉換為能量的重要營養素

不好好攝取碳水化合物，身體就無法精力充沛地活動

疏於攝取碳水化合物，身體就無法活力飽滿地活動。結果將會令活動代謝遲遲難以上升，因此即便進行淋巴伸展操，也無法獲得充分的減重效果。

碳水化合物同時具有「醣類＋維生素B_1」

各位可別忘了，那些含有碳水化合物的食材當中同時也存在著維生素B_1這個相當重要的營養素。維生素B_1能夠將醣類轉換為能量，而在吃碳水化合物時，就可以同時將兩者給吃下肚。

碳水化合物是能量來源

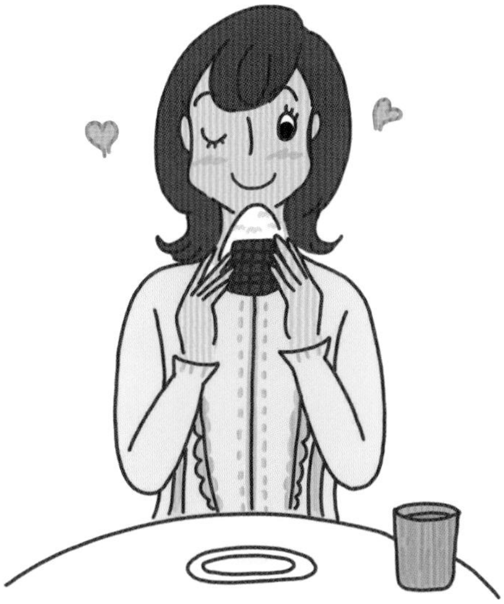

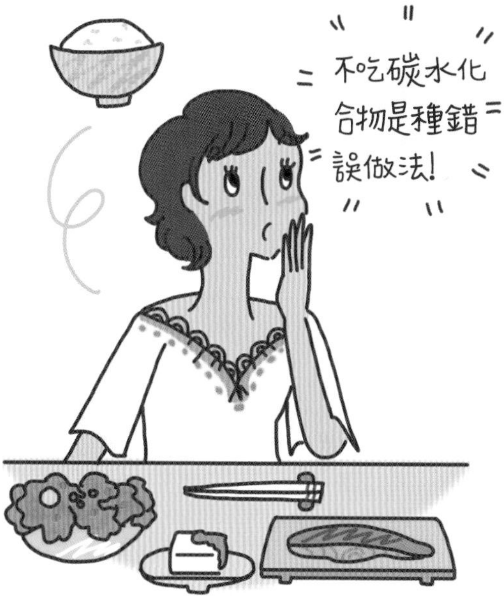

感到疲勞時，攝取同時具備碳水化合物與維生素B_1的白米飯可以幫助恢復精力。

由於在用餐時避免攝取白米飯等碳水化合物的做法會讓當事人無法獲得能量來源，因此反而無法提升減重效果。

可謂肩負將醣類轉換為能量的職責。

而我們也必須同時攝取做為能量來源的醣類，以及富含維生素B_1的豬肉以及豆類等食材，碳水化合物則為同時具備具有「醣類＋維生素B_1」的組合，這點相當重要。

由於吃碳水化合物就可以同時攝取醣類與維生素B_1，因此可說是一種幫助補充能量的有效途徑。

白米飯與義大利麵是富含特別多維生素B_1的碳水化合物，而在想要補充能量時，又以白米飯特別有效。

之所以會這麼說，是因為維生素B_1是一種水溶性的營養素，而我們在煮飯時，會將白米浸泡於水中，此時所含的維生素B_1雖會暫時溶解於水中，但是仍會在煮飯過程當中再次被白米飯吸收，因此當事人可以毫無遺漏地吸收白米飯所含的維生素B_1。

常保自然美麗！幫助預防肌肉衰退，進而成功凍齡

肌肉衰退是導致眼下、臉頰、下顎等處鬆弛的原因

相信許多女性都希望能夠常保臉部與身體年輕吧。或許對於女性朋友來說，無論活到幾歲都會將「自然的美貌」視為永久課題呢。

奈何隨著年齡漸長，肌肉也會逐漸衰退，而肌肉衰退也是導致眼下、臉頰、下顎等處鬆弛的原因所在。若是想要維持朝氣蓬勃的表情，每天稍顯誇張地活動眼睛、嘴巴、臉頰等處肌肉的做法頗為有效。於此同時，若是能再配合臉部淋巴伸展操，就可以期待獲得拉提臉部曲線的效果。

可別仗著自己年輕就疏於保養，畢竟正所謂大意失荊州呢。例如長時間面對辦公桌進行文書作業的人，因此他們的注意力都放在螢幕上，因此眨眼次數將會減少，臉部也容易缺乏表情。正如長期不走路會導致腳部肌肉衰退一般，長期不活動臉部同樣會導致臉部肌肉衰退。因此希望各位可以養成每天進行臉部淋巴伸展操的習慣，藉此維持臉部彈性。

為了維持胸部曲線，應選擇符合胸型的內衣

隨著年齡漸長與肌肉衰退，胸部曲線往往也將逐漸走樣。重點式地進行胸部到腋下、手臂淋巴伸展操可說是相當有效。

以正確姿勢擴胸，並進行淋巴伸展操將有助於活絡胸部周遭的淋巴流動。

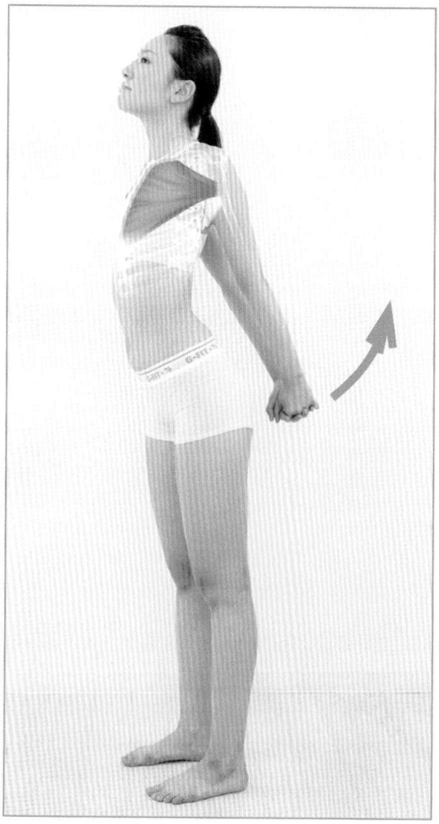

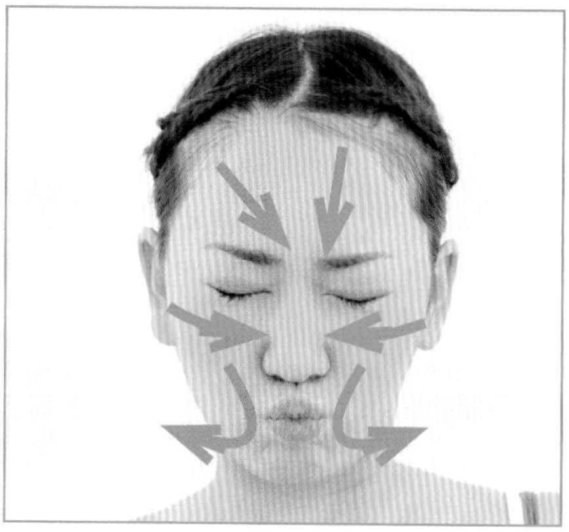

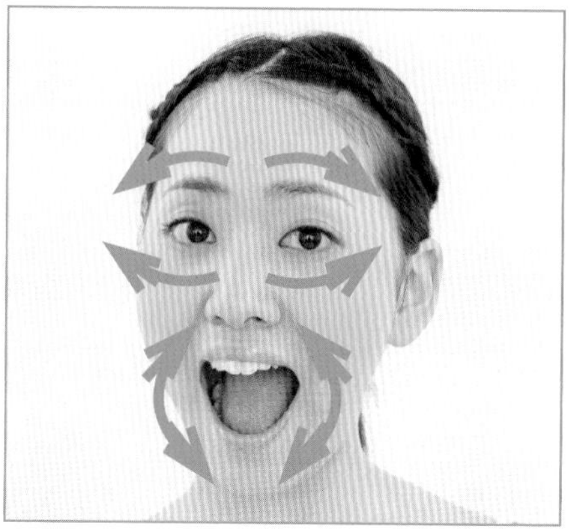

為了消除眼下、臉頰、下顎的鬆弛，應透過淋巴伸展操活動臉部肌肉與表情肌。相信如此一來就可以逐漸打造具有彈性的臉部，以及生動活潑的表情（右上與右下圖）。而位於胸部的胸大肌則屬於呈扇形的大肌肉，進行胸大肌的淋巴伸展操則可以幫助緊實胸部周遭的肌肉，進而幫助罩杯升級（左圖）。

順帶一提，若是想要維持美麗胸型，選購符合自身胸型的內衣一事也相當重要。如果光憑外觀喜好選購內衣，而罔顧與自身胸型是否符合，最後就會導致駝背，或是因為過於緊繃而導致血液循環和淋巴流動變差。此外也是造成肩膀痠痛的原因所在呢。而穿著睡眠內衣也只會產生反效果。在此建議想要維持胸型的各位在睡覺時別穿內衣。

一目瞭然的

淋巴流動圖

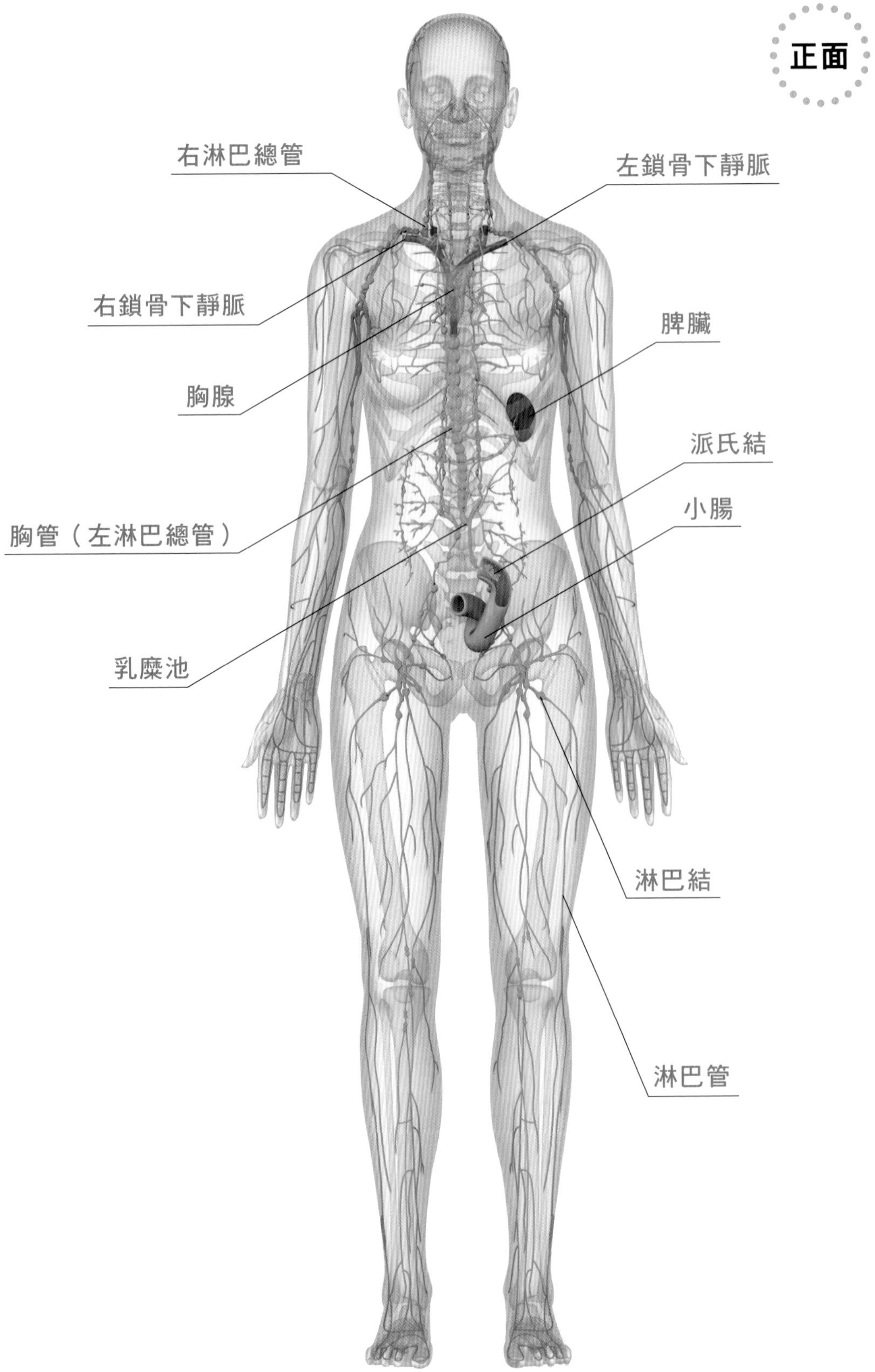
正面
右淋巴總管
左鎖骨下靜脈
右鎖骨下靜脈
脾臟
胸腺
派氏結
小腸
胸管（左淋巴總管）
乳糜池
淋巴結
淋巴管

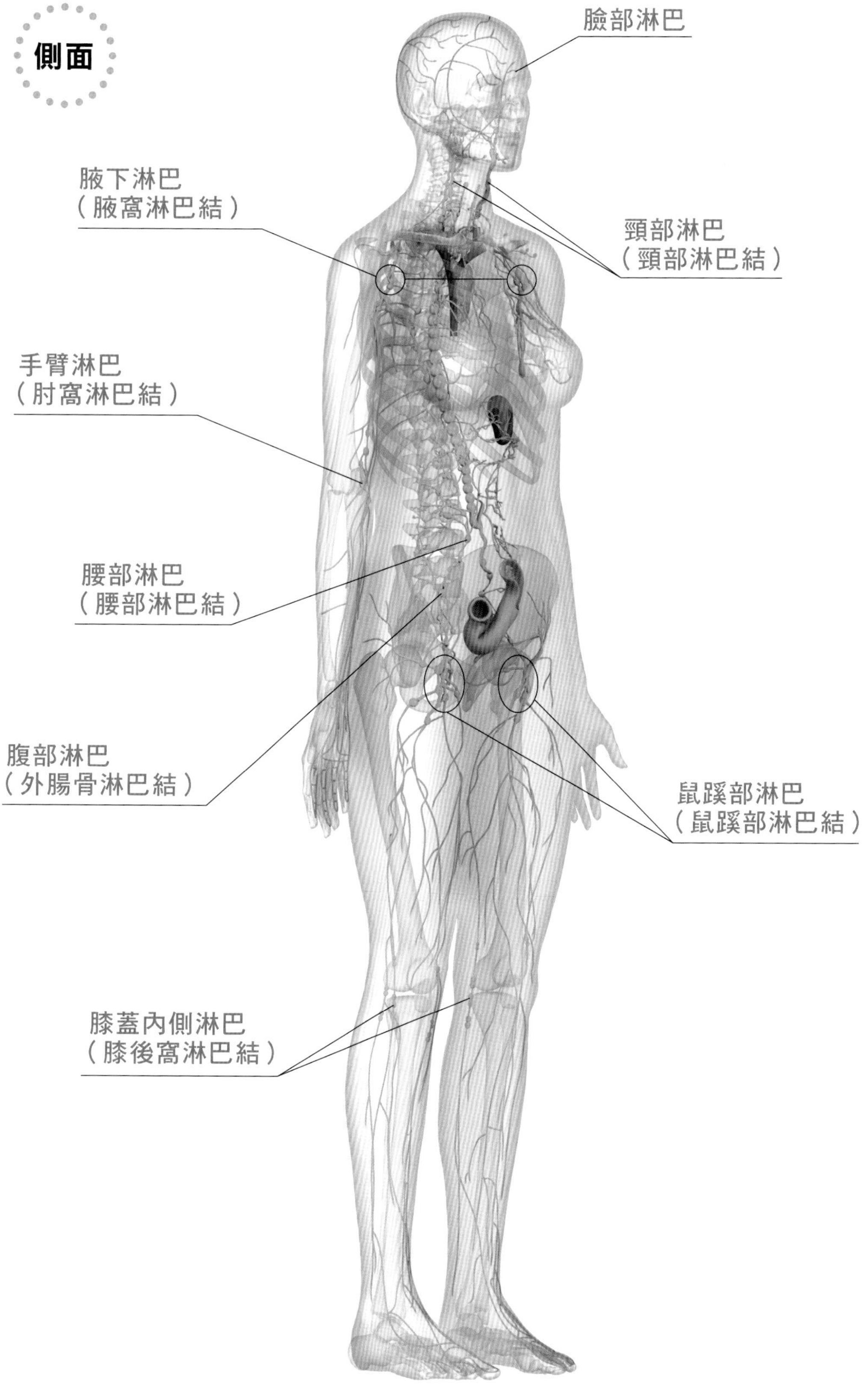
側面
臉部淋巴
腋下淋巴
（腋窩淋巴結）
頸部淋巴
（頸部淋巴結）
手臂淋巴
（肘窩淋巴結）
腰部淋巴
（腰部淋巴結）
腹部淋巴
（外腸骨淋巴結）
鼠蹊部淋巴
（鼠蹊部淋巴結）
膝蓋內側淋巴
（膝後窩淋巴結）

一目瞭然的

肌肉解剖圖

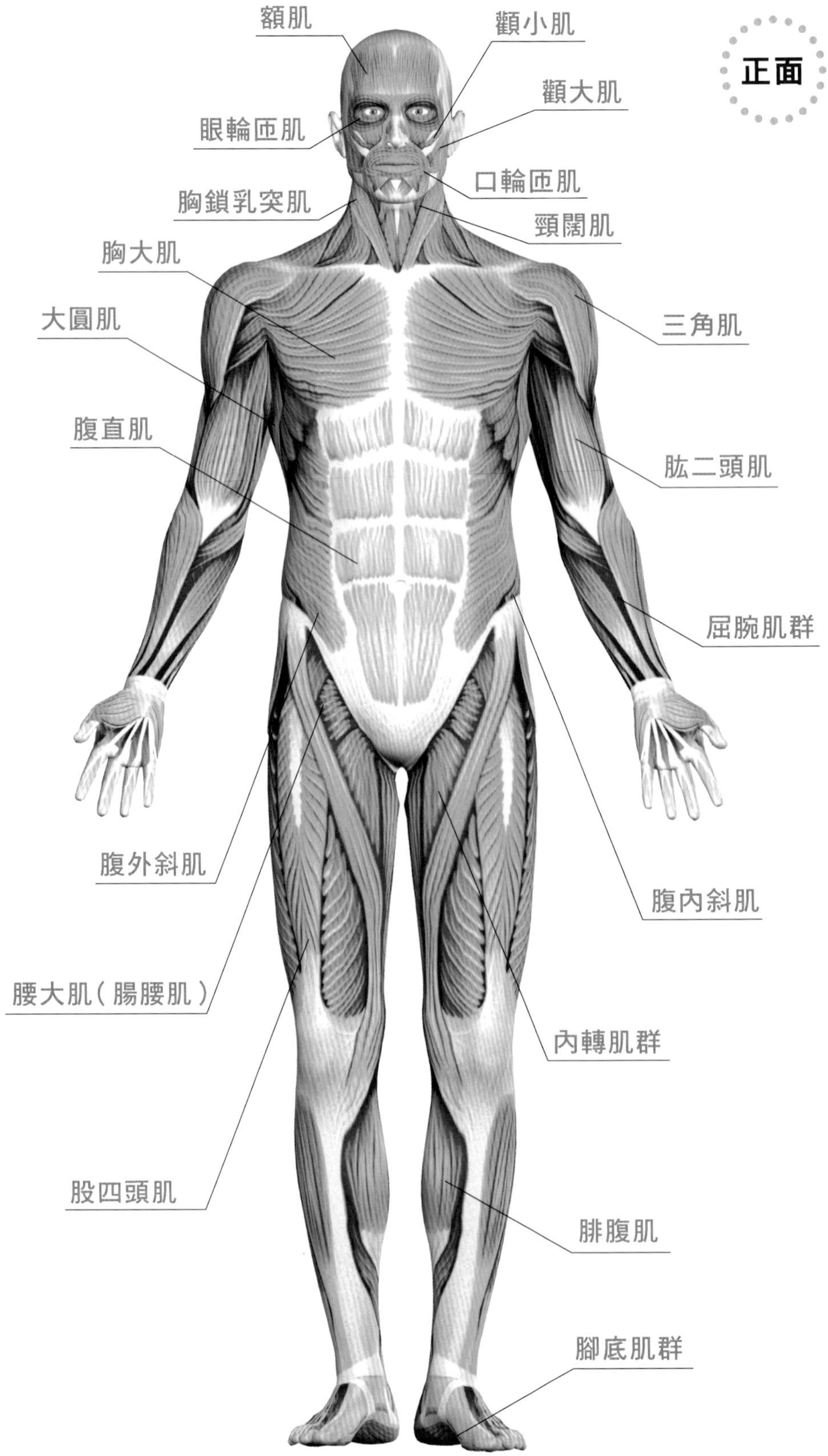
正面
額肌
顴小肌
顴大肌
眼輪匝肌
口輪匝肌
胸鎖乳突肌
頸闊肌
胸大肌
三角肌
大圓肌
腹直肌
肱二頭肌
屈腕肌群
腹外斜肌
腹內斜肌
腰大肌（腸腰肌）
內轉肌群
股四頭肌
腓腹肌
腳底肌群

背面

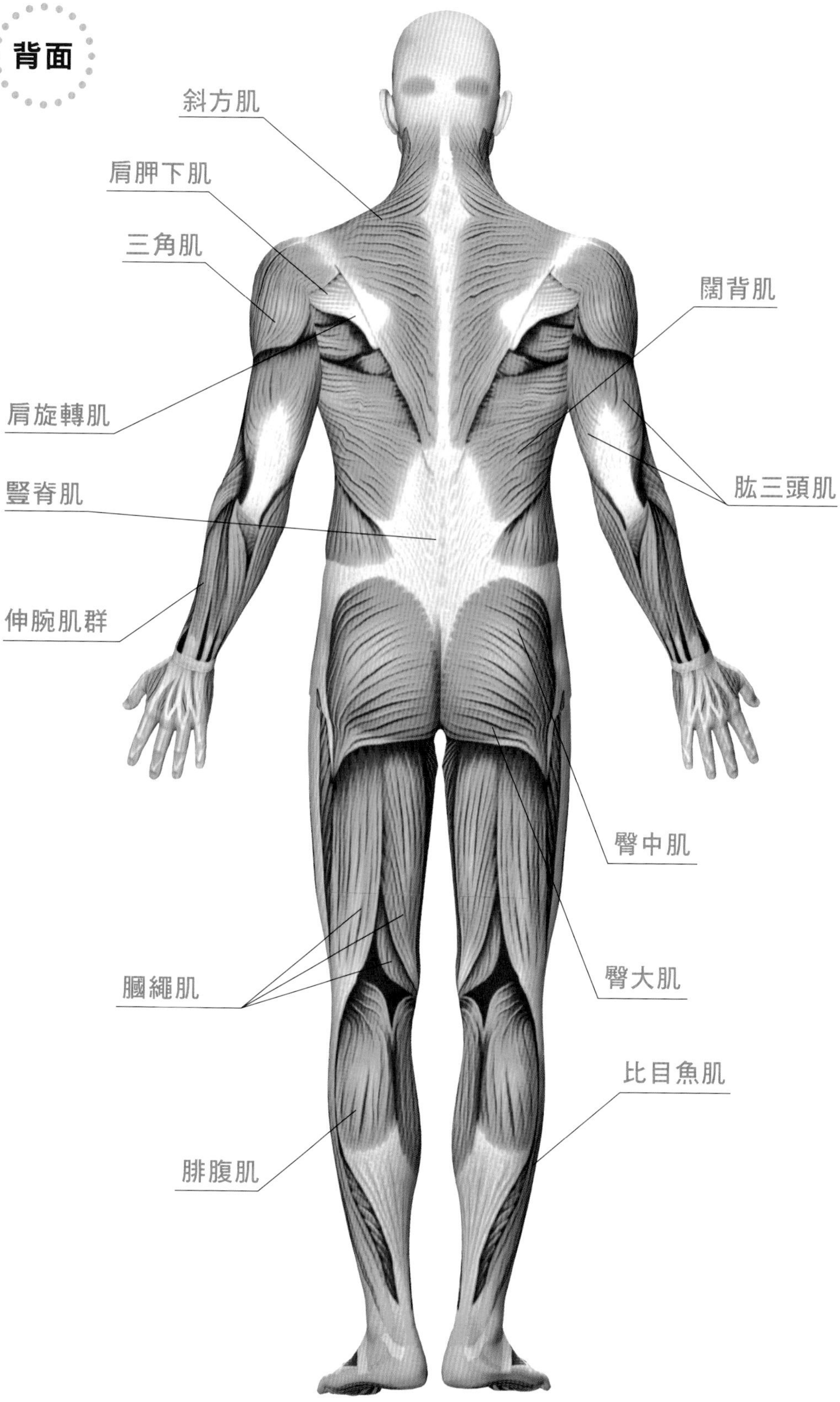
斜方肌
肩胛下肌
三角肌
肩旋轉肌
豎脊肌
伸腕肌群
膕繩肌
腓腹肌
闊背肌
肱三頭肌
臀中肌
臀大肌
比目魚肌

醫療保健書籍推薦

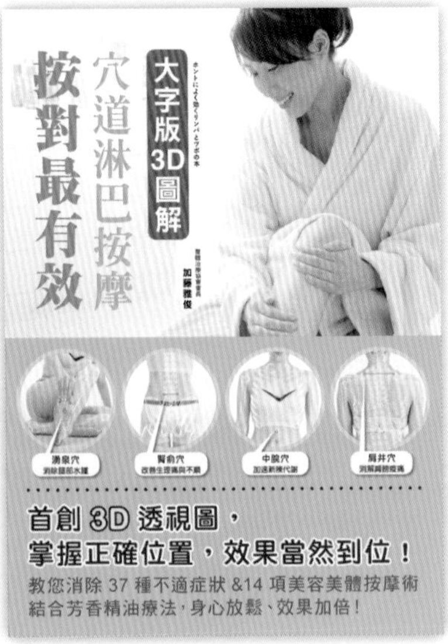

大字版3D圖解
穴道淋巴按摩
按對最有效

19x26cm　176 頁
全彩　定價 420 元

穴道指壓 ── 有效預防「未病」情況，自我照護提昇「自然自癒力」！

淋巴按摩 ── 加速排出體內毒素，健康瘦身還可雕塑曲線！

3D 人體透視圖解，說明全身重要穴道與淋巴循環：為了讓讀者能夠輕鬆的掌握正確穴位與淋巴流向，本書採用人體骨骼透視圖的方式，清楚標示出要按壓的位置，以及按摩的方向。

最正確的自我保養技巧：由專業整體治療師親授，最正確有效的指壓按摩技巧。簡單扼要的說明找出正確位置的方法，並且詳細解說手勢、力道、訣竅等。只要按對正確位置，效果當然到位！不須用很大的手勁，也不須借助道具，用自己的雙手就可以在家自我照護喔！

解決 52 種現代人不適症狀及女性煩惱：書中列出現代人在繁忙與壓力下經常出現的不適症狀，這些不適症狀很可能就是「未病」徵兆！千萬不可輕忽或置之不理。只要照著本書，做好每日的自我體內打理，確保淋巴循環順暢，使免疫力維持在良好的情況下，病毒和細菌自然不會輕易入侵體內。平時這裡痠那裡痛的小毛病自然消失，還可以提昇代謝能力，健康排毒養成易受體質和好膚質！

瑞昇文化　http://www.rising-books.com.tw
＊書籍定價以書本封底條碼為準＊
購書優惠服務請洽：TEL：02-29453191 或 e-order@rising-books.com.tw

醫療保健書叢推薦

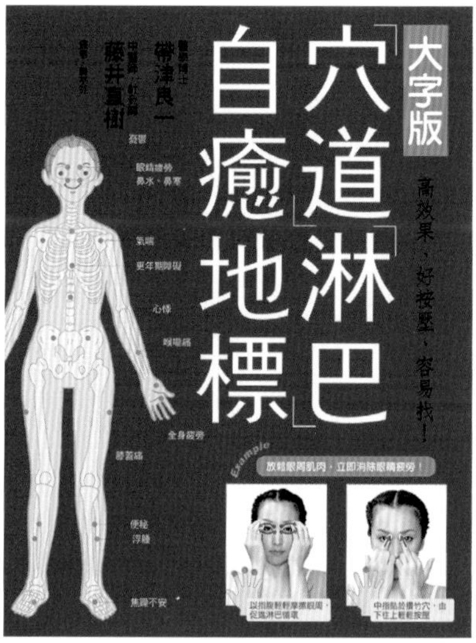

大字版
穴道淋巴自癒地標

18.2x23.5cm　　192 頁
部份全彩　　定價 380 元

想要壓按穴道，舒緩疲勞和不適症狀

但是人體穴位好多太複雜，老是記不住……？

不用煩惱了！只要記住好按、常用的就好！

穴道遍布於人體各處，依照症狀的不同來適度刺激穴道，讓經絡上的氣能夠順暢循環，便能改善疼痛與身體不適的問題。然而，穴位這麼多，對應的症狀也都不盡相同，要將它們通通記下來並不是一件簡單的事。本書的作者，分別是推動於西方醫學中融入中醫療法的醫學博士，以及具備多年臨床經驗的資深中醫・針灸師。

為推廣穴道指壓與淋巴按摩的保健方法，兩人合力以「高效果、好按壓、容易找」為基準，嚴選出單憑自己就可以按壓到的常用穴位。多數穴道同時兼具數個療效，書中也有一併紀錄下來，只要記住幾個好用的多效穴道，就能隨時按壓、輕鬆消除各種不適！書中所介紹到的「全身淋巴」與「足底反射區」的按摩，就能達到最佳日常自我保健。

書末超值收錄「短短 5 分鐘，身體變輕鬆！穴道・淋巴健身操」真人示範。

TITLE

大字版 3D圖解 淋巴伸展操 打造易瘦體質

STAFF

出版	三悅文化圖書事業有限公司
作者	加藤雅俊
譯者	謝承翰
總編輯	郭湘齡
文字編輯	徐承義　蔣詩綺　陳亭安
美術編輯	孫慧琪
排版	執筆者設計工作室
製版	印研科技有限公司
印刷	龍岡數位文化股份有限公司
法律顧問	經兆國際法律事務所　黃沛聲律師
戶名	瑞昇文化事業股份有限公司
劃撥帳號	19598343
地址	新北市中和區景平路464巷2弄1-4號
電話	(02)2945-3191
傳真	(02)2945-3190
網址	www.rising-books.com.tw
Mail	deepblue@rising-books.com.tw
初版日期	2018年7月
定價	420元

ORIGINAL JAPANESE EDITION STAFF

編集協力	諏訪 敦
本文デザイン	ニシ工芸株式会社
イラスト	株式会社BACKBONEWORKS／本山浩子
写　　真	平塚修二（日本文芸社）
モデル	浜田コウ
ヘアメイク／スタイリング	さとうゆうこ

國家圖書館出版品預行編目資料

3D圖解 淋巴伸展操 打造易瘦體質 / 加藤雅俊著 ; 謝承翰譯. -- 初版. -- 新北市 : 三悅文化圖書, 2018.06
160面 ; 19x26公分　大字版
譯自 : ホントによく効くリンパストレッチダイエット
ISBN 978-986-95527-9-0(平裝)
1.塑身 2.健身操
107007407